Let's ask
a doctor
mental
health

心のお医者さん
に聞いてみよう

「うつ病」の再発を防ぐ本

家族と本人が知っておくべき予防法

精神科医・九州大学名誉教授
神庭重信 監修

大和出版

はじめに

うつ病はよく「心の風邪」といわれます。誰でもかかる可能性があるという点では、たしかに風邪にたとえられるのもわかります。でも、治療に関しては風邪とはまったく様子が異なります。うつ病は、原因から治療法、治療プロセスに至るまで千差万別で、個人差が大きいのです。さらに完治しても約６割の人がぶり返します。

うつ病はくり返すほどに症状が悪化しがちで、しっかり治し、ふたたびうつ病にならないようにすることが大切です。

うつ病のぶり返しというのは、正確には再燃と再発の2種類があります。再燃とは治療中のぶり返しで、うつ病が完治していない段階において、抑制されてきた症状が現れるケースを指します。

再発とは完治後にふたたびうつ病になることです。治療後３～4年で再発する人もいれば、10年以上経ってから再発する人もいます。

「調子がよくなった」と思っても、安心できません。一度うつ病を経験した人は、自分がどうしてうつ病になったのか、きちんと整理・理解する必要があります。そして、くり返さないためにはどうすればいいのか、自分なりの対策をもつことが重要なのです。

本書では、難解なうつ病の要因をつまびらかにし、再発・再燃予防のための生活のベースづくりに役立つ情報を紹介しています。うつ病の予防のためには一人ひとりの日常生活での注意が欠かせません。本書がよきサポート役となることを願っています。

精神科医・九州大学名誉教授　神庭 重信

CONTENTS

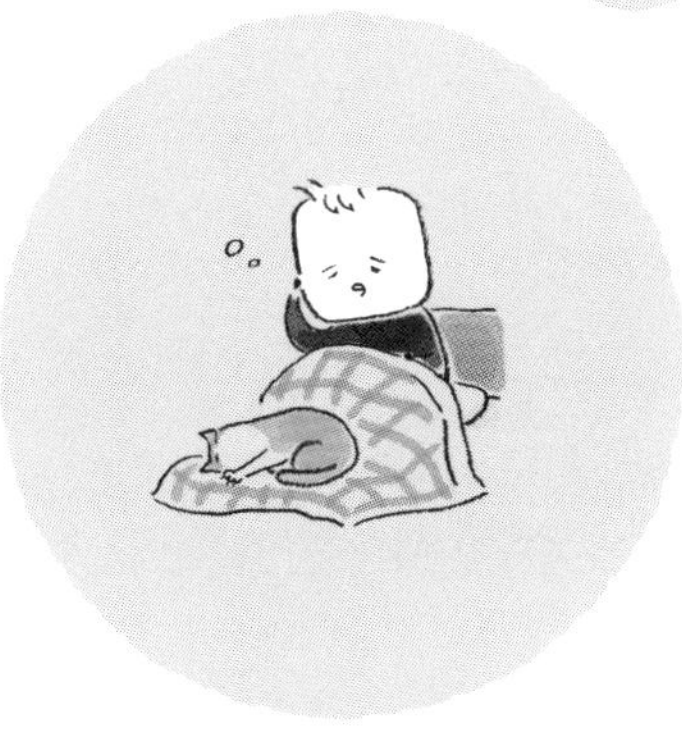

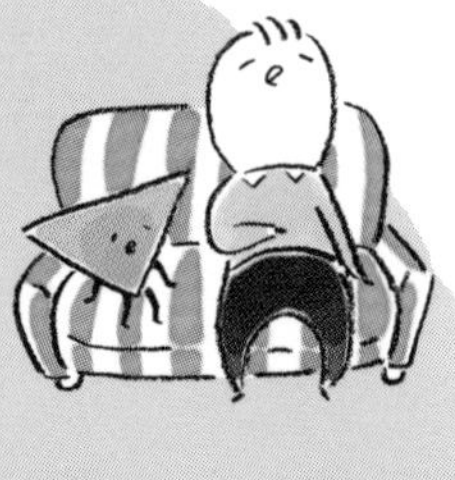

Part3

自分でできる再燃・再発予防 これ以上うつ病をくり返さないために生活の土台をつくる

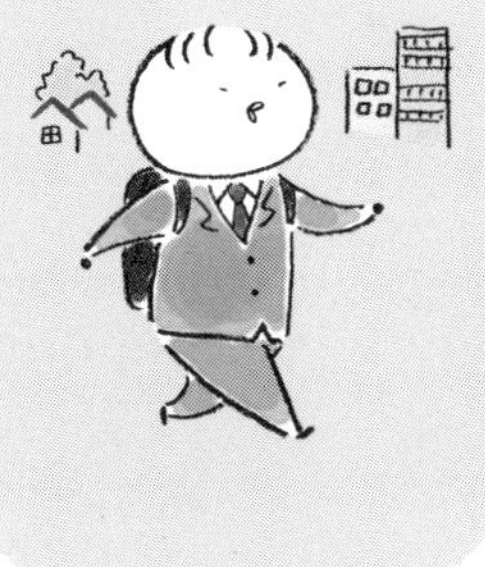

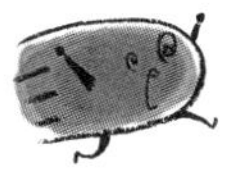

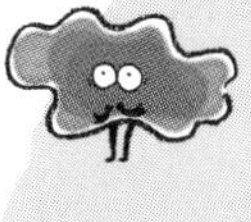

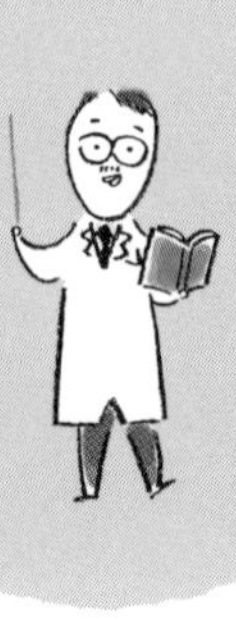

イラスト●さかがわ成美
デザイン●酒井一恵

Part 1

治療中の再燃、治療後の再発

ぶり返しの原因を突き止め、解決する

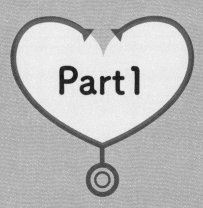

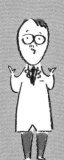

調子がいい、治ったかな、と思ったのに、
またつらい気持ちが襲ってきた……。
治療中にも、治療後にもやってくるぶり返し。
まずはその原因を探っていくことから始めましょう。

1週間不調が続いていたら、すぐに医師とコンタクトを

様子見は数日まで、急いで病院に

うつ病は再発しやすい病気です。完治後何か月も経ってから再発することもあります。抑うつ状態を感じたら早く病院に行きましょう。数日なら様子見でもかまいませんが、1〜2週間続いたら赤信号。抑うつ状態に気づいた時期をふり返り、思い当たることがあれば主治医に相談しましょう。

ぶり返しのサインをチェック

抑うつ状態につながる前駆的な症状にも段階がある。1週間続いていたり、程度が増してきたり、レパートリーが増えてきたら、速やかに主治医のもとへ。

心身のだるさ

- □ 集中力が低下している
- □ 一日中体が重い。起きあがれない。
- □ 感情の動きがあまりない。
- □ 音や光がやたらとうるさく感じる。
- □ やる気が出ず、好きなこともできない。

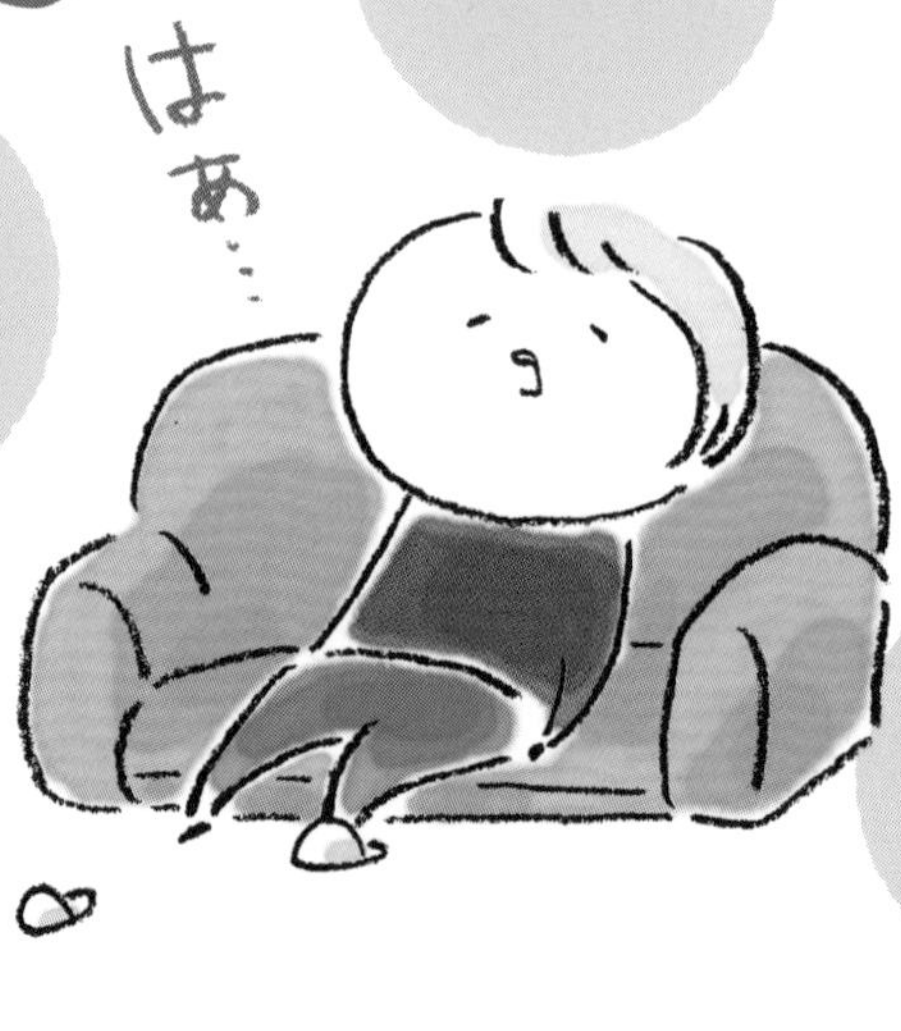

黄信号

ストレスが増えてくると睡眠に異常が出る

ストレスの影響をもっとも受けやすいのが睡眠です。緊張が続き、脳に疲労がたまってくると、寝つきがわるくなったり、夜中に何度も目が覚めたりするなどの睡眠障害が生じます。

一度でもうつ病になったことがある人は、少しでも眠りに異常を感じたら「うつ病がぶり返しているサインでは？」と疑うようにしてください。ぶり返しのサインの内容は、できれば家族とも共有しておきましょう。

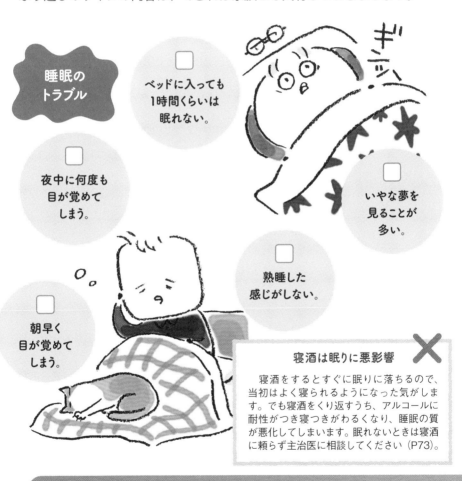

睡眠のトラブル

- □ ベッドに入っても1時間くらいは眠れない。
- □ 夜中に何度も目が覚めてしまう。
- □ いやな夢を見ることが多い。
- □ 熟睡した感じがしない。
- □ 朝早く目が覚めてしまう。

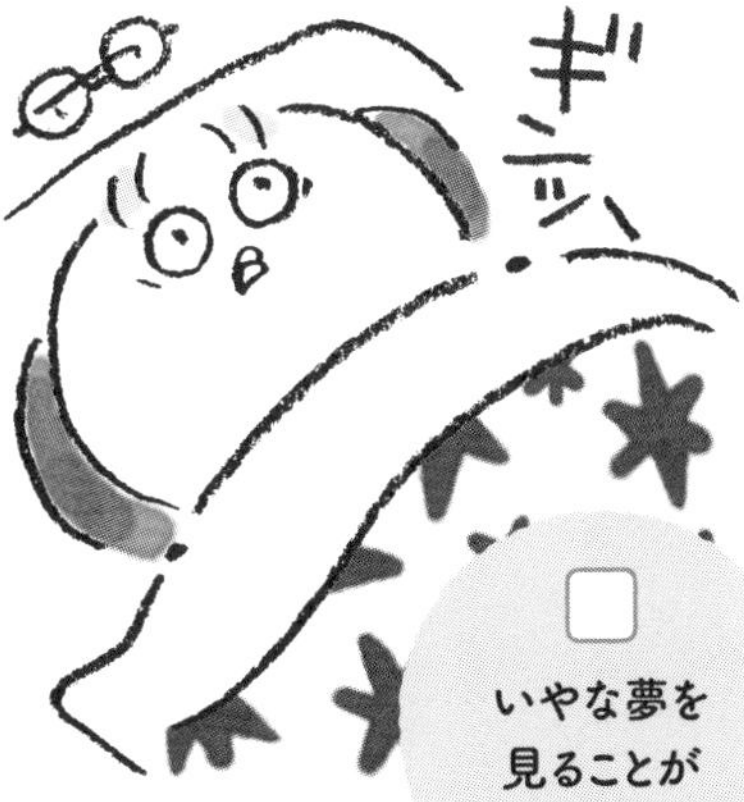

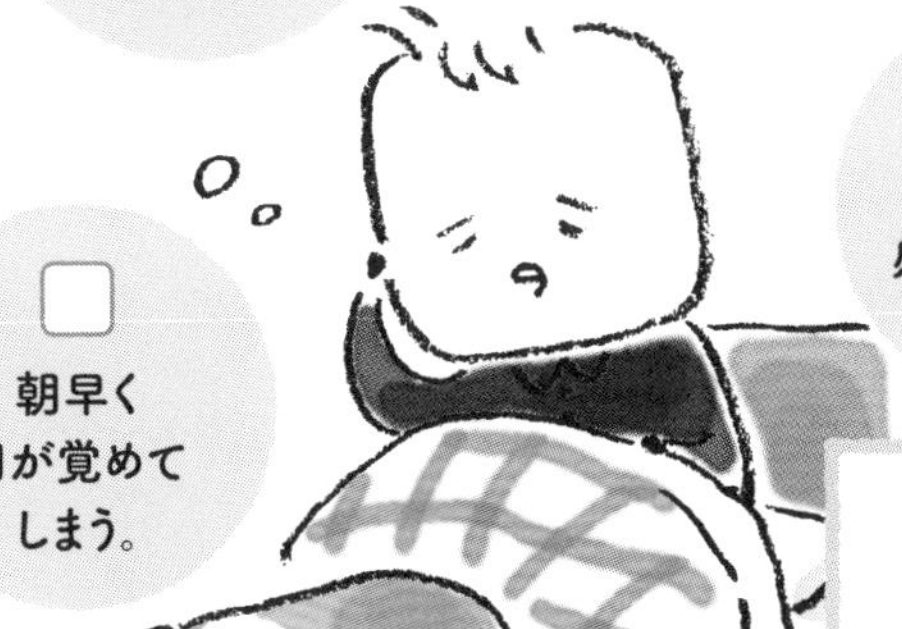

寝酒は眠りに悪影響 ✕

寝酒をするとすぐに眠りに落ちるので、当初はよく寝られるようになった気がします。でも寝酒をくり返すうち、アルコールに耐性がつき寝つきがわるくなり、睡眠の質が悪化してしまいます。眠れないときは寝酒に頼らず主治医に相談してください（P73）。

危険度アップ!!

社会的活動に支障をきたしたら赤信号

「もの忘れやケアレスミスが増えた」「いくら本を読んでも内容が頭に入ってこない」と感じたら、注意が必要です。また、同僚とのコミュニケーションがうまくとれないなど、日常生活や社会的活動に支障をきたしたら再発の徴候かもしれません。放っておくと大きなトラブルにつながり、自身の評価を落とすことにもなりかねません。「疲れているから」などと自己判断で済ませるのは禁物です。

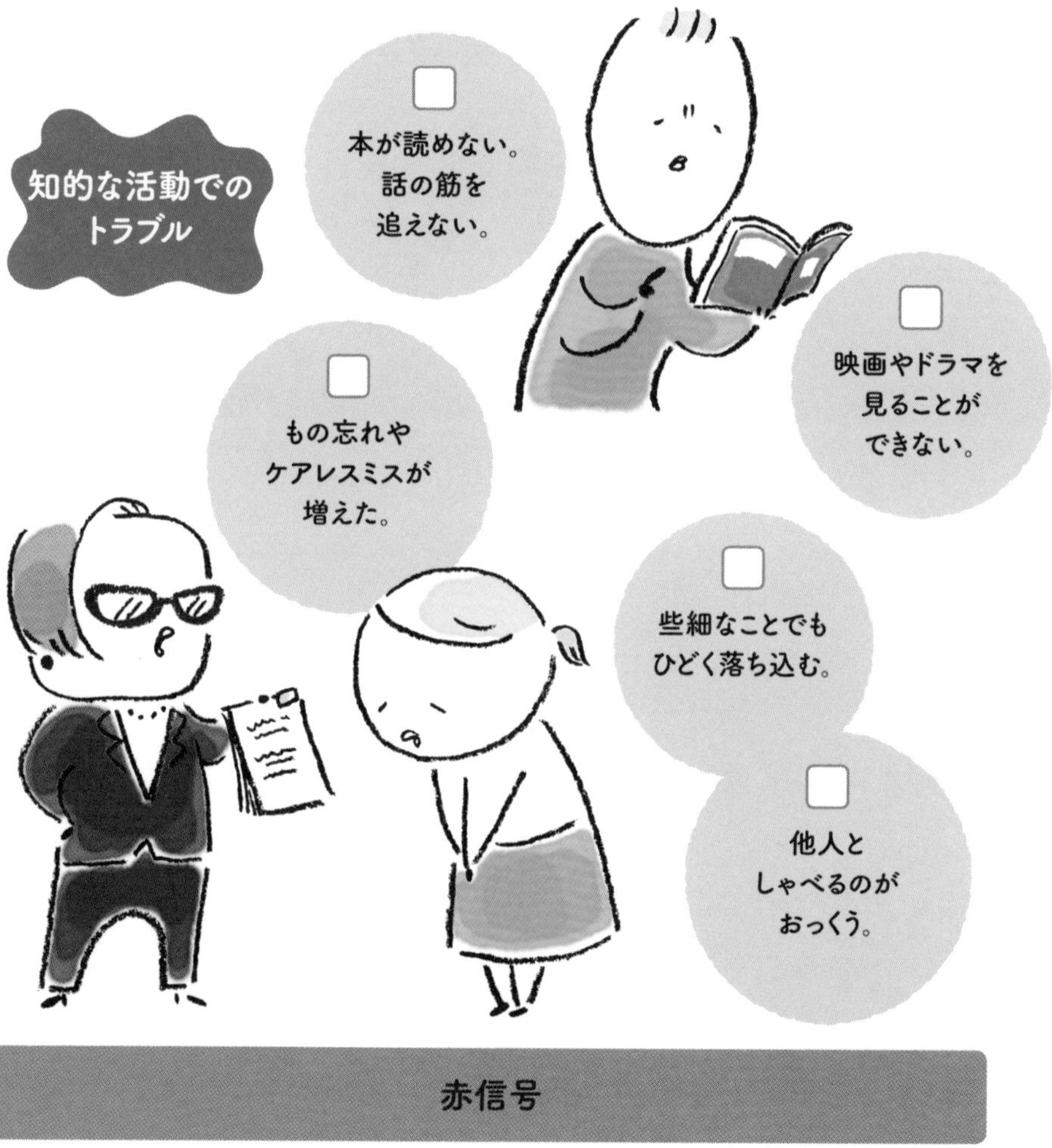
知的な活動でのトラブル
本が読めない。話の筋を追えない。
映画やドラマを見ることができない。
もの忘れやケアレスミスが増えた。
些細なことでもひどく落ち込む。
他人としゃべるのがおっくう。
赤信号

食欲減退や体重減少が見られたら病院へ

食欲不振が見られるようになったら、再発がかなり進んでいると考えていいでしょう。再発した患者さんからは「おいしいと感じなくなる」「なにを食べても砂をかむような味しかしない」といった言葉も聞かれます。

また、睡眠障害によって生活が乱れてくると、胃腸のトラブルも起こりやすくなります。みぞおちの詰まり感、膨満感、胃もたれや腹痛などの胃の不快感、便秘・下痢といった腸の不調も同様に注意してください。

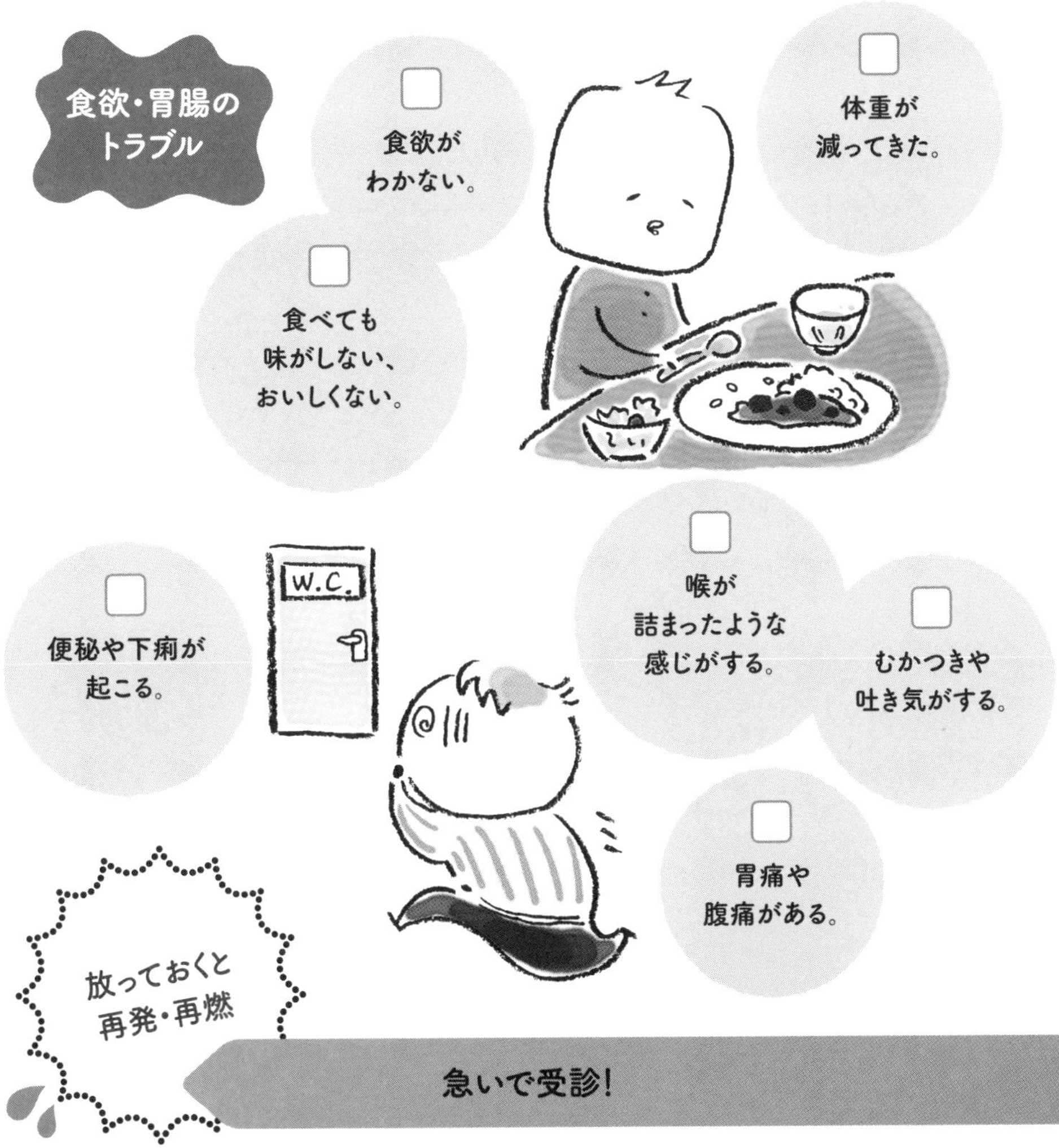
食欲・胃腸のトラブル
食欲がわかない。
体重が減ってきた。
食べても味がしない、おいしくない。
W.C.
便秘や下痢が起こる。
喉が詰まったような感じがする。
むかつきや吐き気がする。
胃痛や腹痛がある。
放っておくと再発・再燃
急いで受診!

治療中に後戻りする再燃、治療後に症状が現れる再発

火種がくすぶっている状態が「再燃」

再燃とは消えかかった火種がくすぶっている状態です。治療中にはよくあることですが、いったんよくなった症状がぶり返すので、治療に効果がなく後戻りしたように感じてしまいます。勝手に治療をやめたり、焦って仕事に復帰したりすると悪化してしまいます。根気よく治療を続けることが大切です。

うつ病の治療期間とぶり返し

**症状のぶり返しには、
治療期間中の再燃と治療後の再発のふたつがある。**

治療期間

再燃 治りきっていないうちに、うつ病の症状がぶり返す

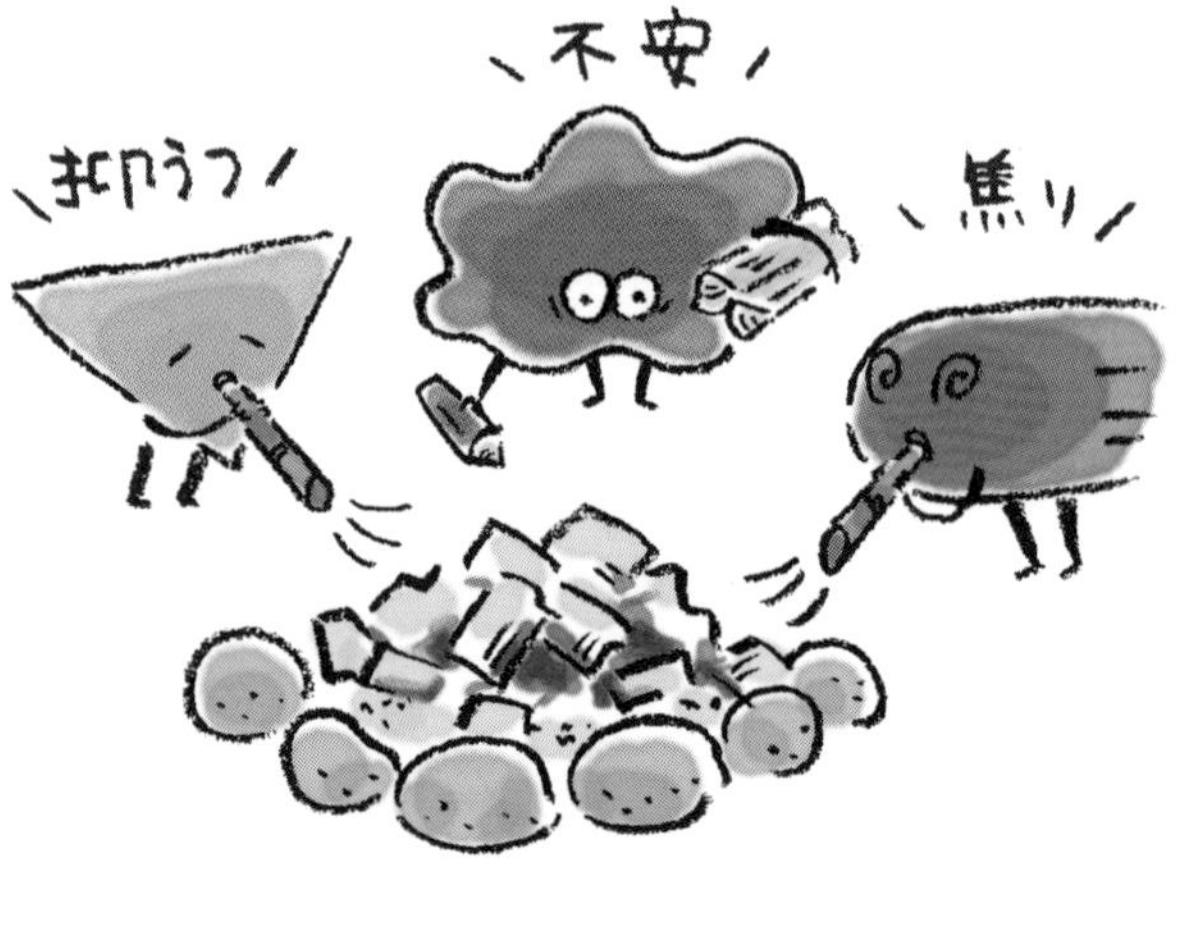

治療中、回復しているかに思えたときに起こる症状のぶり返し。改善と悪化をくり返しながら、回復に向かうものだが、治療を中断するなど悪化させるような行動をとると、回復が遠のく。

ふたたび点火された状態が「再発」

再発とは治療が終わって完治した後、ふたたび症状が現れることです。いったん火種は消えているので燃える材料はないはずですが、さまざまな要因が重なると、ふたたび火がついてしまいます。うつ病はほとんどの人が完治しますが、再発率は高く約60％です。完治1年後の再発率が約40％という報告もあります。また、2回うつ病にかかった人は再発率が70％、3回の場合90％とされ、くり返すほど再発率は高くなります。

くり返すほどに再発率は上昇　うつ病はくり返すほどに再発しやすくなる。

90%
過去に3回うつ病をくり返した人の再発率は9割と高くなる。

70%
過去に2回うつ病をくり返した人が再発する率は7割にのぼる。

40%
初回のうつ病の回復から1年後に再発する率は4割。

治療終了後

回復

症状が消え、社会に復帰

安定した精神状態を保ち、社会復帰できるようになった状態。

再発　**いったん治療が終わった後に、ふたたびうつ病になる**

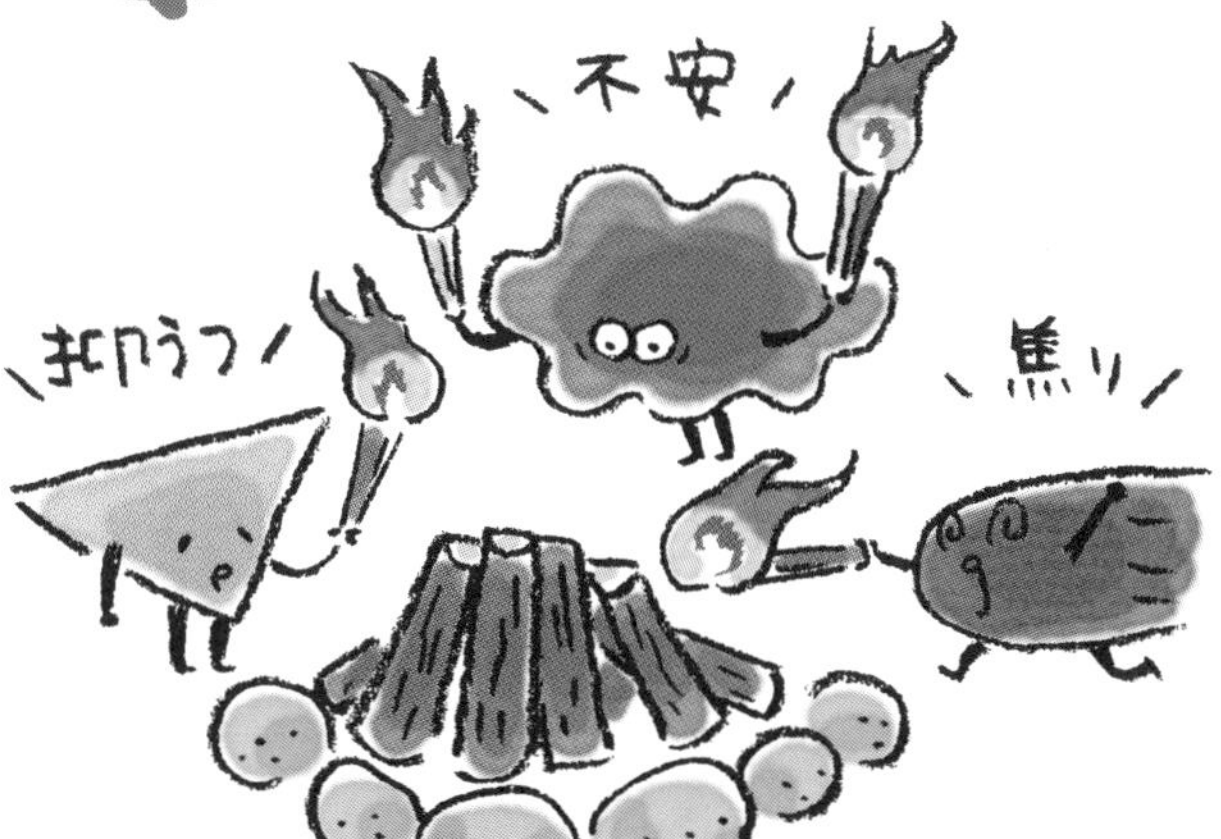

回復後にうつ病の症状が現れる。前回発症したときと同じ状況で同じ症状が現れることもあれば、異なる状況下で違う症状が現れることもある。

再燃をくり返しながら回復するのが一般的

治療は急性期、回復期、再発防止期という３段階にわけられます。急性期は発症直後、激しく症状が現れる時期です。多くは中等度以上の症状で改善には約３～６か月以上かかります。おもだった症状が消えることを「寛《かん》解《かい》」、それ以降を回復期と呼び、細かい再燃をくり返し、約２～４か月以上かけて回復に向かいます。回復後は再発防止期です。元の生活に戻ってかまいませんが、再発を防ぐために少なくとも半年以上治療を続けましょう。

再燃・再発のタイミング

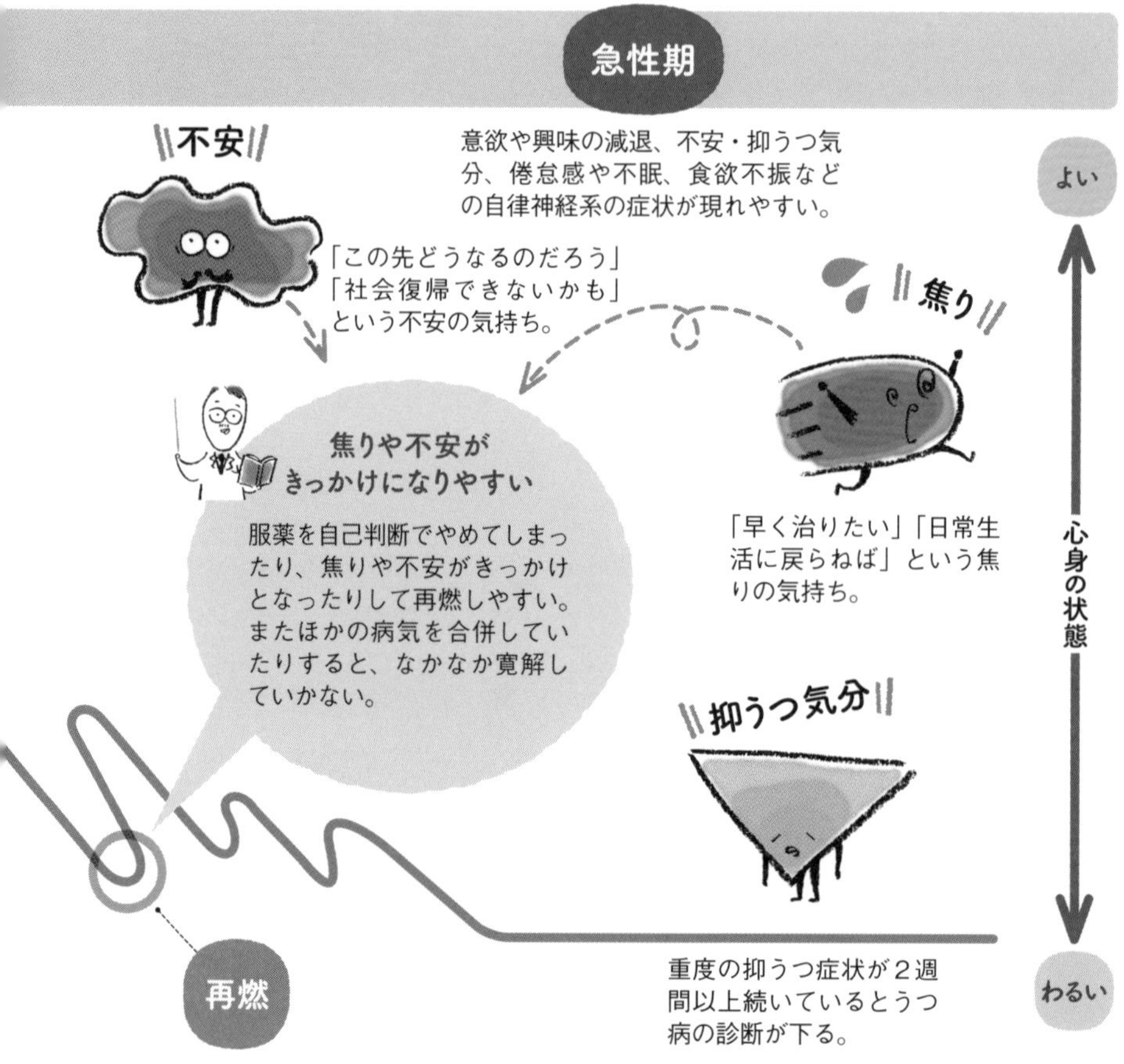
急性期
不安
意欲や興味の減退、不安・抑うつ気分、倦怠感や不眠、食欲不振などの自律神経系の症状が現れやすい。
「この先どうなるのだろう」「社会復帰できないかも」という不安の気持ち。
焦り
焦りや不安がきっかけになりやすい
服薬を自己判断でやめてしまったり、焦りや不安がきっかけとなったりして再燃しやすい。またほかの病気を合併していたりすると、なかなか寛解していかない。
「早く治りたい」「日常生活に戻らねば」という焦りの気持ち。
抑うつ気分
再燃
重度の抑うつ症状が２週間以上続いているとうつ病の診断が下る。
よい
心身の状態
わるい

病気の問題から環境調整の難しさまで

再燃しやすいのは、途中で服薬をやめてしまったり、治療を中断してしまったりするケースです。社会復帰を焦る人もうまくいきません。

また、家庭や職場など環境が原因の場合、よくなって復帰しても、同じ人間関係や業務内容のままだと、すぐに再発しがちです。職場で要求されるスキルが自分の特性に合っていないことも多いため、回復後の環境調整が不可欠です。

基本的なうつ病の治療経過と

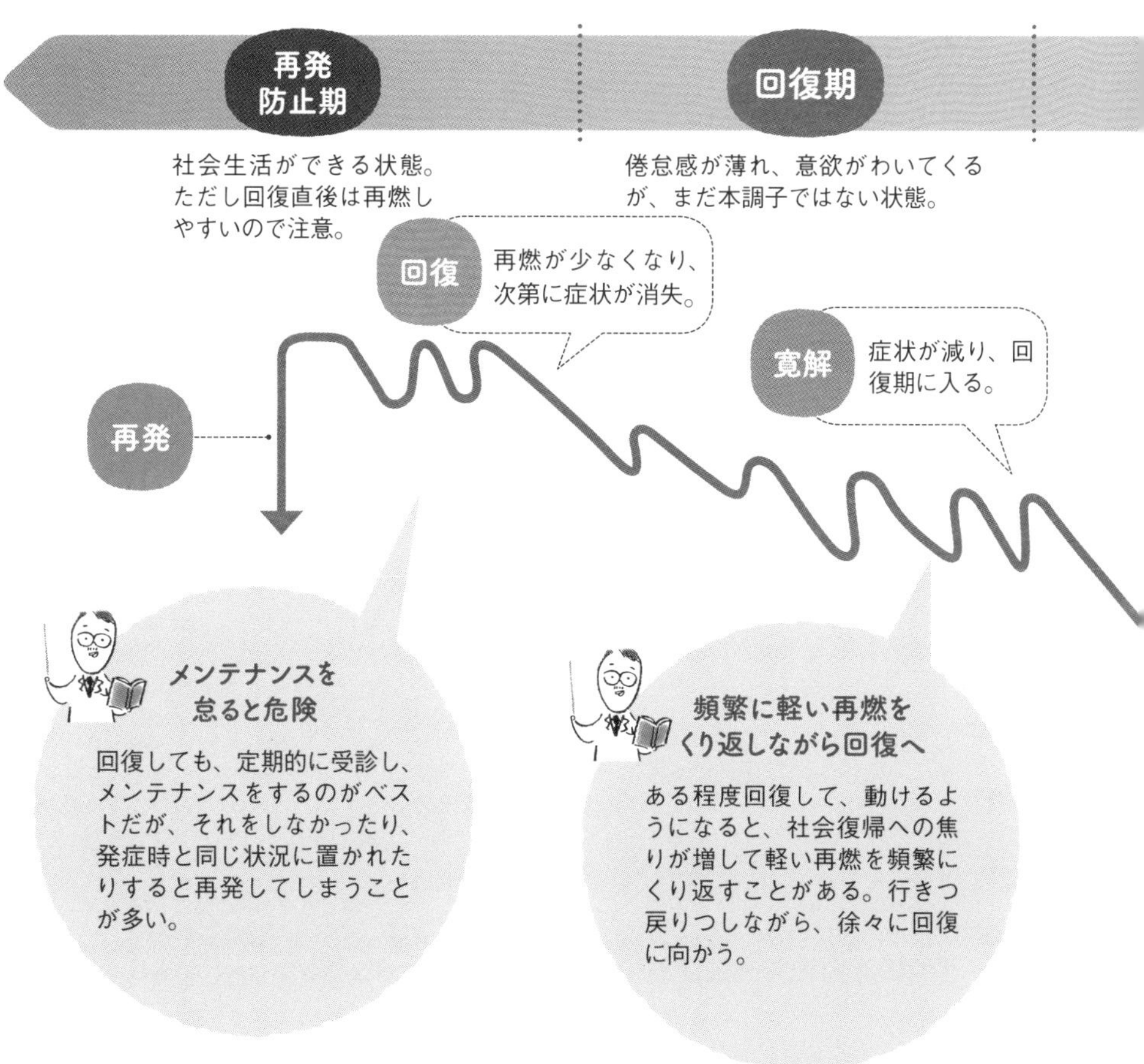

再発防止期
社会生活ができる状態。ただし回復直後は再燃しやすいので注意。
回復期
倦怠感が薄れ、意欲がわいてくるが、まだ本調子ではない状態。
回復
再燃が少なくなり、次第に症状が消失。
寛解
症状が減り、回復期に入る。
再発
メンテナンスを怠ると危険
回復しても、定期的に受診し、メンテナンスをするのがベストだが、それをしなかったり、発症時と同じ状況に置かれたりすると再発してしまうことが多い。
頻繁に軽い再燃をくり返しながら回復へ
ある程度回復して、動けるようになると、社会復帰への焦りが増して軽い再燃を頻繁にくり返すことがある。行きつ戻りつしながら、徐々に回復に向かう。

うつ病自体の重さ、焦り、環境による問題がある

発症要因が再燃・再発に強く影響

うつ病には生物学的要因、心理的要因、社会的要因があります。複数の要因が絡み合って発症し、どの要因が強いかは人によって異なります。極端に強い要因がある場合や、環境調整などで要因をとり除くことができない場合には、再燃や再発を起こしやすくなります。

発症と回復のプロセス

発症の要因を探りつつ、薬物療法、精神療法、環境調整によって治療を進めていく。再燃・再発の原因もこのなかに隠れている。

社会的要因

職場や家庭環境などいまいる環境に要因がある。

生物学的要因

体質的な問題（遺伝子など）やなんらかの病気や障害による要因がある。

心理的要因

生真面目、神経症傾向、完璧主義など、気質が要因となる。

うつ病発症
（P48）

▼▼

正しい治療プロセス（P52）
＊ぶり返しの原因❶❷　（⇒ P17・18）

▼▼

回復

うつ病は社会的、心理的、生物学的な要因が複雑に絡み合い発症します。Part2でくわしく紹介します。

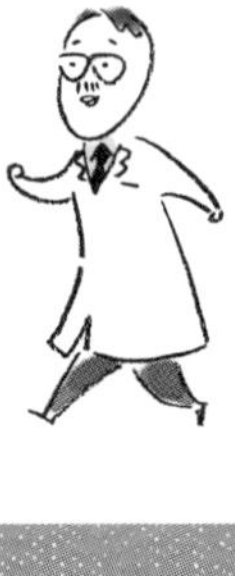

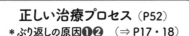

ぶり返しの原因1　うつ病自体の重さ ⇒P20～27

抗うつ薬を用いてもなかなかよくならない人もいます。多少よくなっても、ある時点で改善が止まり、それ以上の効果が見られない人もいます。

医学上は２種類以上の薬を試してもよくならないうつ病を「難治性」と呼びます。ここでいう「難治」は「治らない」という意味ではなく、薬が効きにくいという意味です。このようなケースでは「なぜよくならないのか」を考えながら、患者さん特有の要因を探っていきます。

【うつ病が重症化していない？】

重いうつ病を患っていると、再燃をくり返し、治療が停滞しやすい。いったん回復しても、なんらかのストレスが加わるとすぐに再発してしまうことが多い。

- [ ] **2種類以上薬をのんでも変化がない**

２種類以上の薬を試しても、なかなか改善していかない場合、ほかの発症要因がないかを見直す。薬が効かない人も３割程度いる。

- [ ] **発症後時間が経ち、受診が遅れてしまった**

発症しても放っておいたために、症状が悪化。受診時にはすでに重症化しているため、治りづらい場合、再燃・再発も起こしやすい。

- [ ] **生来の気質や遺伝的な要因がある**

もともとうつ病になりやすい気質がある、また、親やきょうだいにうつ病の人がいて遺伝的になりやすい性質をもっていると、ストレスがかかると再燃・再発しがち。

- [ ] **ベースにほかの病気がある**

もともと別の病気（発達障害など）があったりするために、うつ病の薬がうまく効かず、再燃したり、回復してもすぐに再発してしまうことがある。

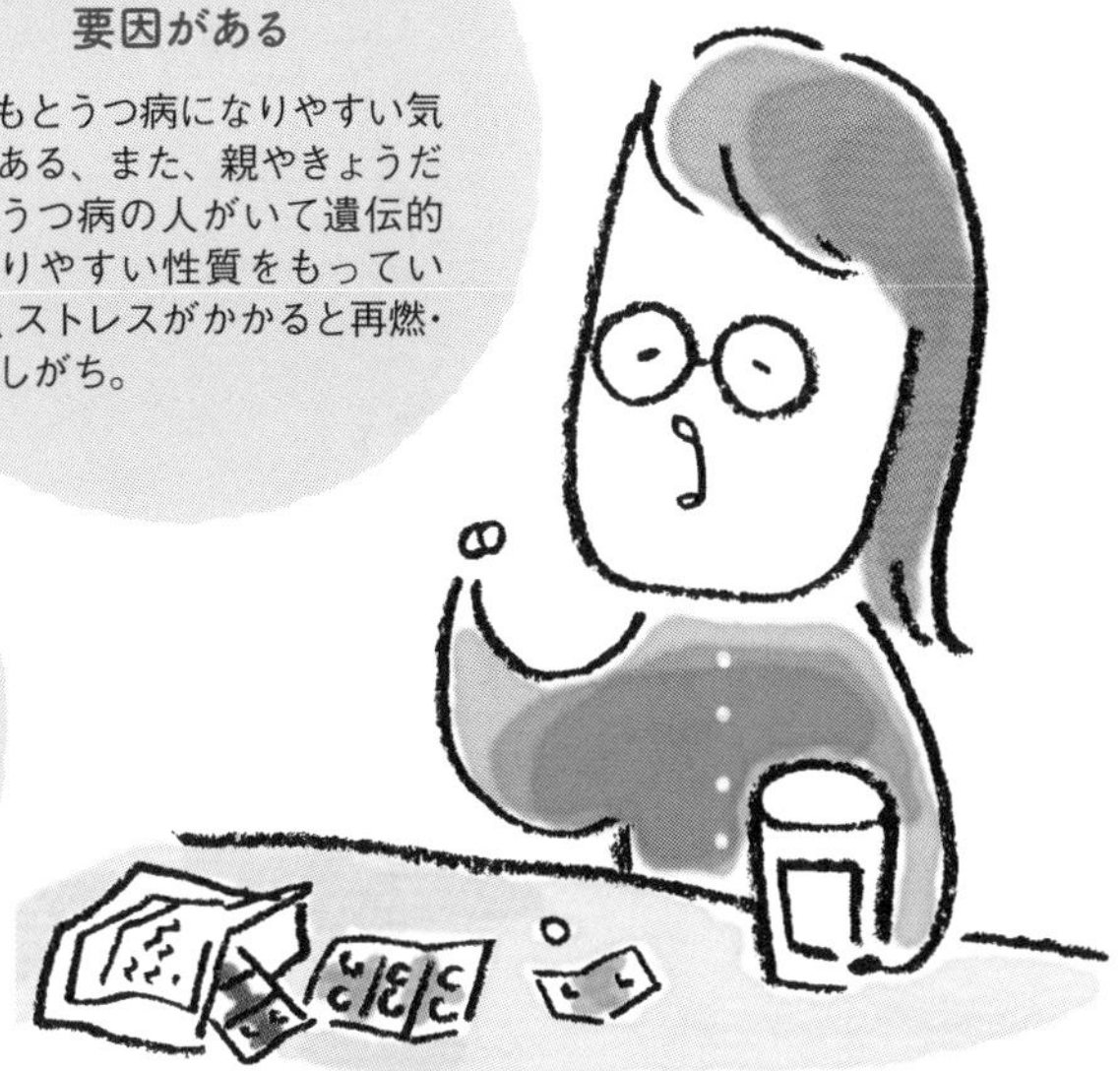

ぶり返しの原因❷ 治療過程での焦り ⇒P28～35

ぶり返しは治療の途中によく見られます。とくに多いのが回復期です。この段階の回復レベルは８割程度で、まだ万全とはいえません。ところが「早く元の生活に戻らなくては」という焦りや不安から、無理に行動したり勝手に服薬や通院を中断したりして再燃することがあるのです。

治療が終了した後も、しばらくのあいだは慣らし運転が必要ですが、遅れをとり戻そうとして、すぐに全力で働き出して、再発する人もいます。

【焦りや不安がきっかけになる】

まったく動けないときより、少し回復して動けるようになってきたときのほうが焦りや不安を生じやすい。こうした感情が契機となり、治療を中断させるような行動を引き起こしてしまう。

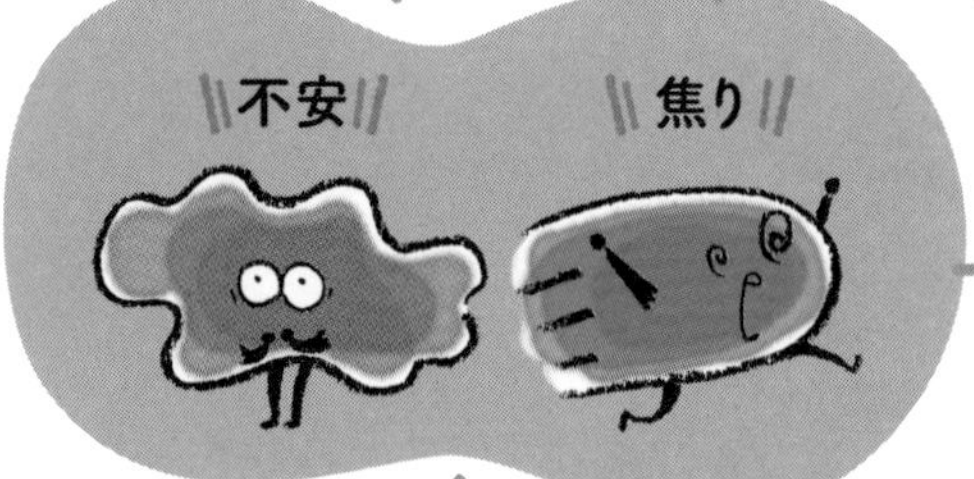

NG 薬をのむのをやめてしまう

「もう治ったから」「薬が合わない」などと自己判断で服薬を中断してしまう人が多い。その結果症状は悪化し、長引いてしまう。

NG 通院をやめる、病院を変える

社会復帰したいという焦りや、治療に対する不安などで、通院を中断したり、病院を変えたり。転院なら医療データは引き継がれるが、手続きを踏まなければ治療はふり出しに。

NG 家事や育児などに全力を出す

休息が必要な急性期に、「なにもしていないと家族にわるい」という気持ちから、家事や育児に全力投球。疲労・ストレスが蓄積されて、症状のぶり返しが生じる。

NG 仕事を再開してしまう

医師から OK が出ていない、復職トレーニングなどの助走期間を設けない状態で仕事を再開すると、ぶり返しが起こり、治療は後退してしまう。

NG 多くの人と交流をもとうとする

うつ病によって自分だけがとり残されているような気持ちに。他人との交流、とくに仕事上の人との複雑なやりとりは脳に大きな負担をかけてしまう。

ぶり返しの原因3 環境調整の難しさ ⇒P36～43

環境がおもな要因の場合、環境調整ができないと再発・再燃リスクが高まります。たとえば仕事や職場の人間関係が発症の原因とわかっていても異動や人間関係の調整ができない会社も多く、同じ現場に復帰した後にすぐ再発する人もいます。夫婦間や嫁姑など家庭に問題がある場合にも調整が困難でしょう。また、ひとり暮らしだと治療中に生活の自己管理ができず、服薬や通院など治療に支障をきたすこともあります。

職場が原因

職場で苦手な人と一緒に仕事をしなければならなかったり、マネジメントが苦手なのに部下をつけられたり、異動で慣れない業務に当たることになったり……なんらかの要因でうつ病を発症しているのに、その状況が改善できないときにぶり返しが起こりやすい。

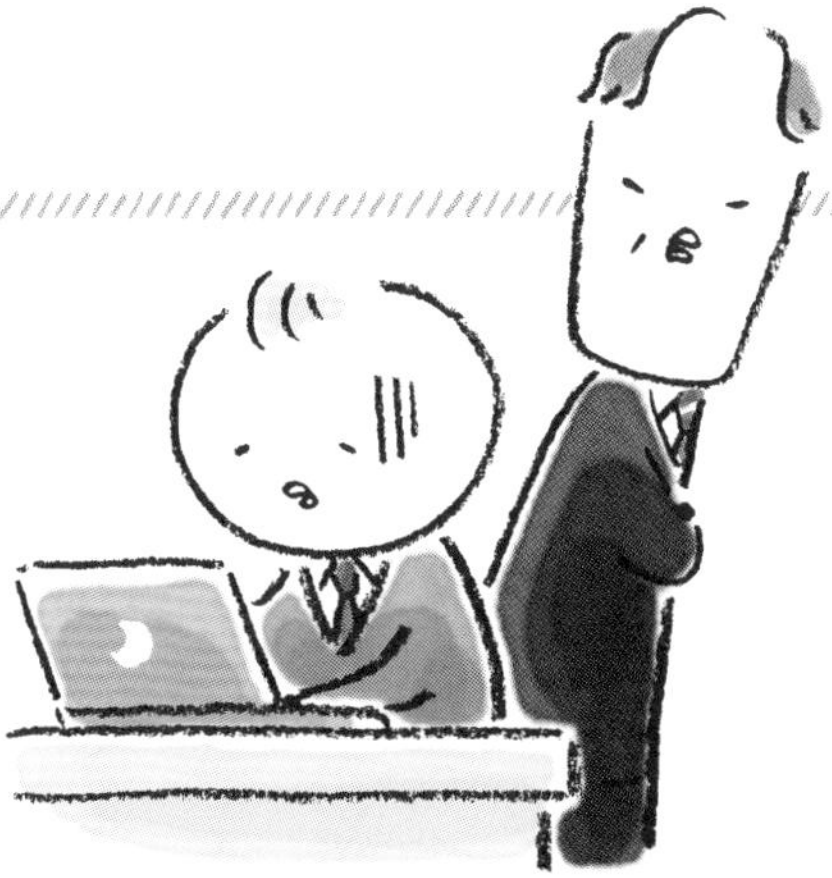

家庭が原因

●家庭内の人間関係

夫婦・親子・嫁姑の問題、また障害や病気の家族などをケアしている場合など。関係を変えづらく、再燃・再発の原因に。

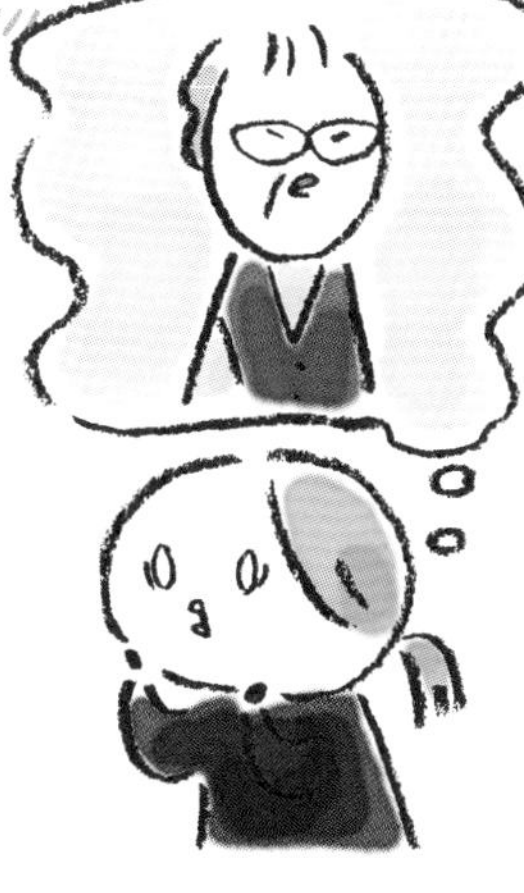

●独居による孤立

うつ病になると生活の自己管理が困難になる。単身で暮らしていると、治療が滞ったり、再発予防の生活を保てなくなったりしやすい。

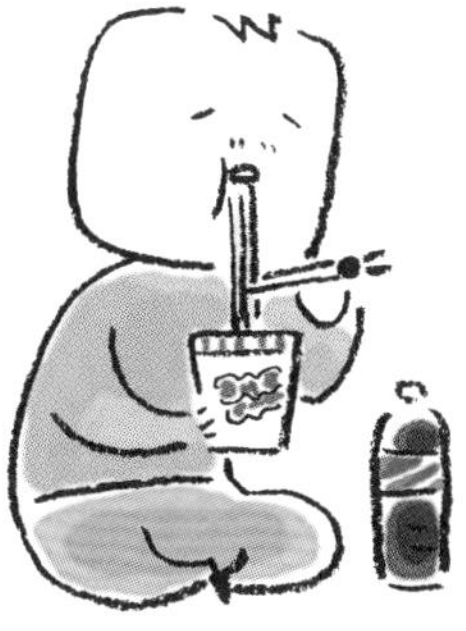

うつ病自体の重さ

スーッと治っていかない。その人ならではの弱さがある

治療を開始すると、通常は徐々に症状がやわらいで回復していきますが、なかにはなかなか改善傾向が見られない患者さんもいます。

改善していかないうつ病の背景を探る

2種類以上の薬をじゅうぶんな量と期間試してもよくならないうつ病は「難治性」とされています。けれどもこの定義は臨床的には重要ではありません。重要なのは、改善しない理由と治療法を探ることです。

うつ病は心理的要因、生物学的要因、社会的要因から成り立ちます。治療は患者さんとの話のなかで要因をある程度見極めてから開始しますが、なかなか改善しない人や、改善が高止まりしている人を見ると、医師は「あれ？」と思います。このとき漫然と治療を続けるのではなく、要因に立ち戻り、改善しない理由を探ることが大事です。

心理的要因とは、心配性、完璧主義、神経質、反芻思考などのもともと

3つの要因から重いうつ病の原因を検討する

Case
うつ病の治療中
（40代・女性）

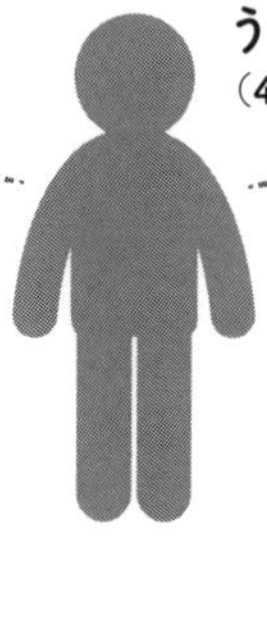

社会的要因は？

＼たとえば／

- 発達障害のある子どもをもち、ひとりでケアしながら、日中はフルタイムで仕事をしている。
- 最近昇進し、新たなプロジェクトを任され、責任が重くなった。

心理的要因は？

＼たとえば／

- もともと生真面目で手を抜くことができない性格。仕事も子育ても家事も、他人を頼ることが苦手ですべてこなそうとしてしまう。

との気質との関係から考えられます。

生物学的要因は本人の体質です。たとえば父親が同じ年代の頃にうつ病になった、精神疾患を抱えていた、などから推測します。過去に不登校やひきこもりになったことがあれば、もともと社会環境への適応力が低いということも考える必要があります。

社会的要因は、置かれている環境が発症に関係しているかどうかを判断します。

どんな人でも、この3つの要因が関係して発症しているため、診察のなかでひも解いていかなければなりません。

重い場合でも、以前の状態の7～8割までは回復する

なかでも生物学的要因、心理的要因が強いと、かかりやすく治りにくく、再発・再燃のリスクが高まるのは事実です。

しかし悲観する必要はありません。重いうつ病でも、時間をかけて治療すれば改善していきます。まれに治療後も病気の前の状態になかなか戻れない人がいますが、それでも、以前の7～8割程度までは回復します。そうなれば、普通に日常生活を送ることができます。根気よく治療をしながら病気とのつき合い方を受け入れていくことも大切です。

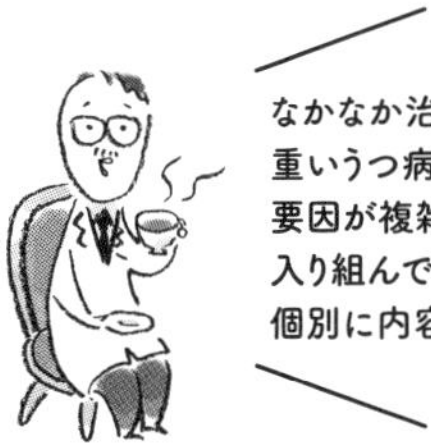
なかなか治らない
重いうつ病の場合、
要因が複雑に
入り組んでいることが多く、
個別に内容が異なります。

生物学的要因は?

＼たとえば／

- 本人にも発達の問題があり、対人関係の問題でストレスを感じやすい。
- 遺伝的な問題やなんらかの病気・障害による要因がある。

重いうつ病を解決

ほかの病気や障害との重なりを見逃さず、同時に治療を進める

うつ病の急性期には休養と服薬が治療の基本です。ガイドラインに沿って何種類かの薬を使い効果を見ます。同時に支持的精神療法（P54）を行っていきます。

10人中1〜2人の割合で治りづらい人も

これらの治療で改善が見られない場合は、その人に合った精神療法を行うとよくなることもあります。環境要因が強い場合には、環境調整で工夫できることがないか検討します。

家庭環境に問題がある患者さんには家族の協力が必要です。夫婦関係や嫁姑関係などに問題がある場合、家族と話し合い、実家でしばらく静養すると見違えるように元気になることもあります。

場合によっては、m‐ECTやrTMSという磁気治療を受けてもらうこともあります（下記参照）。

薬が効かないときに！ 有効性の高いふたつの治療法

2か月入院＆全身麻酔が必要

m-ECT

●修正型電気けいれん療法

治療の緊急性が高い場合に用いる。頭部に電流を流すことで症状を改善。全身麻酔の必要があり、入院し、週２〜３回の治療を２か月ほど受ける。

2か月入院＆全身麻酔は不要

rTMS

●反復経頭蓋磁気刺激療法

脳の前頭前野に対して磁気刺激をあてることで症状を改善させる。６週間入院し、週５回の治療を受ける。全身麻酔等は不要。

10人に1〜2人程度はさまざまな治療法でもよくならない人がいます。それでも根気よく治療を続けるとやがてよくなります。

依存症や発達障害があるとぶり返しやすい

重いうつ病の背景にはほかの疾患が隠れていることが考えられます。身体疾患のなかには抑うつ状態を引き起こしやすいものや、重い病気を抱えた心理的影響からうつ病を併発しやすいものがあります。また、うつ病と併存しやすい精神疾患も数多くあります（P24）。とくに自閉スペクトラム症などの発達障害があると社会に適応しづらく、うつ病におちいりやすくなります。またアルコール依存などの依存症があると治りにくく、いったん治っても再燃・再発をくり返しがちです。

このように併存症があるケースは典型的なうつ病のケースとは異なるので、診断時に鑑別が不可欠です。ただ、人によっては診断時に気づかないまま治療をスタートし、「なかなか治らないな」と思っていると、後になって併存症が判明することもあります。

とくに若い人では発達障害への注意が必要です。重度の場合には小さい頃に診断がついていますが、グレーゾーンだと成人になるまで本人も気づかないケースも多く、うつ病を機に判明するということがあります。

適応障害からうつ病に変わることもある

適応障害とは、強い心理的ストレスにうまく適応できずうつや不安、衝動的な行動などが現れる症状です。ストレスがなくなれば症状も消失します。また、適応障害の診断基準は、うつ病や不安症など他の精神疾患の診断基準に該当しないこととされています。このため、適応障害と診断された場合でも、その後うつ病の診断基準を満たすようになれば、診断名が適応障害からうつ病に変わることもあります。

重いうつ病と関連があるそのほかの病気

うつ病の背景に身体的な別の病気があったり、発達障害などのほかの精神疾患が隠れていたりすると、うつ病は重症化しやすく、治療に時間がかかります。それぞれの治療を同時に行うことに。

また、うつ病の見立てで治療が進んでいたのに、改善していかない場合は、鑑別をしなおす必要があります。

体の病気がもともとある

うつ病を引き起こしやすい身体疾患

うつ病になる確率は2倍に　糖尿病

疫学調査によると、糖尿病がある場合では、ない場合の２倍の確率でうつ病になりやすい。糖尿病になると血糖値のコントロールが必要になる。生活管理のストレスが影響しているとも、似通った病態の可能性があるともいわれているがはっきりした理由はわかっていない（ただ糖尿病が改善してもうつ病が治るとは限らない）。

身体症状にともなう抑うつ状態　パーキンソン病

脳の神経伝達物質のひとつであるドーパミンの分泌量の減少によって生じ、身体の震えや動作の障害などが起こる。またこうした症状によって不安や抑うつが強まり、うつ病を併発。

予後に悪化。2割がうつ病に　心筋梗塞

心筋梗塞を経験した人はその後うつ病になる確率が高い。心筋梗塞をはじめとする心疾患の２割前後はうつ病になるといわれる。次の発作が起こったら……という予期不安の影響が。うつ病によって心筋梗塞の治療が滞ることもあるため、危険。

2割以上にうつ病が見られる　脳梗塞

脳梗塞を始めとする脳血管疾患の２割以上にうつ病が見られる。脳梗塞では障害を受けた脳の部位により、記憶や認知の機能障害、対人関係の困難や運動障害などが起き、それにともないうつ病が起こりやすい。また脳梗塞による感情の障害で、直接的に抑うつ状態が起こることも。

がんに対する不安でうつ病を発症　がん

がんになったことでストレスや不安が生じ、うつ病を発症することがある。がんに対する治療はもちろん、うつ病に対するアプローチも必要。不安の原因をさまざまな支援によって解消していく。患者さん同士の悩みを話し合うピアカウンセリングなどへの参加も。

同時に起こり、うつが重症化

うつ病と併存する可能性のある病気

生命をおびやかす体験がフラッシュバック　PTSD（心的外傷後ストレス症）

事故や事件、災害、虐待など、生命をおびやかすようなできごとを経験したときに起こる心理的な反応が、後から当時の記憶とともに否応なく思い出され（フラッシュバック）、被害を受けているかのような心理状態におちいる。強い不安やうつをともなう。うつ病とともに薬物療法、精神療法での治療が必要。

グレーゾーンの人は危険　発達障害（神経発達症）

自閉スペクトラム症（ASD）、注意欠如多動症（ADHD）などを始めとする発達障害によって、家庭・学校・職場などにうまく適応できず、社会生活に支障をきたしていると、抑うつ状態におちいりやすい。とくに支援を受けていないグレーゾーンと呼ばれる軽度な発達障害の人は、うつ病に悩むことが多い。

強い不安を覚えて身体症状が出る
不安症群

過剰なまでの恐怖や不安によって、パニック発作や過呼吸、震えや赤面、吐き気などの強いストレス反応が起こる。人と接するときに生じる社交不安症、広い混雑した場所で生じる広場恐怖症、また身体疾患はないのに動悸や過呼吸が生じるパニック症など。生来の不安気質が影響することが多く、うつ病の気質とも重なる。

強迫観念を打ち消すための行動がやめられない
強迫症

不快な考えやイメージ、衝動にとらわれて、強い恐怖を感じる。たとえば有害なもの、病気、汚染、誤りなどが強迫観念の対象になる。くり返し手洗いをしたり、書類の見直しをし続けたり、鍵を何度も確認したりという行為をやめられず、一日何時間も費やして日常生活に支障をきたしてしまう。不安症群と同様に、不安気質などが影響。うつ病を合併しやすい。

うつ病がきっかけになることも
依存症

特定のなにかに依存し、やめたくてもやめられない状態におちいる。アルコールや薬物などの物質への依存や、買いものやゲームなどの行為への依存などがある。対象は異なるが依存へのプロセスは同じ。その結果、日常生活や社会生活が破綻。うつ病がきっかけになることもあれば、依存症がきっかけとなりうつ病を発症することもある。

孤立しやすく、うつ病を引き起こす
パーソナリティ症

普通とは異なる認知の方法や行動パターンによって、社会生活がうまくいかなくなる。本人が苦しむのはもちろん、周囲の人を困らせるために、孤立しやすく、その結果うつ病を引き起こすことが多い。カウンセリングによる精神療法などを受ける必要がある。

よく似た症状だが治療法が異なる

うつ病との鑑別が必要な病気

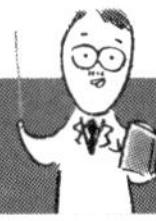

うつ病とよく似た症状が出る　甲状腺機能低下症

甲状腺から出るホルモンの分泌が低下することで、疲れやすさや気力減退などうつ病とよく似た症状が現れる。初診時の血液検査で血中の甲状腺ホルモンの量をはかることで判明する。ホルモンを補充する治療を行うことで改善する。

躁状態とうつ状態とをくり返す　双極症（双極性障害）

抑うつ状態と躁状態とをくり返す気分障害。脳の器質的な問題で起こり、うつ病とは治療の方法が異なる。過去に躁状態や軽躁状態といった気分のよい時期があった場合、双極症の可能性大。躁うつのサイクルが一日の人もいれば、数か月～数年かけて起こるタイプの人もいる。

幻聴・妄想・思考障害を起こす　統合失調症

幻聴・妄想・思考障害などの陽性の精神症状が見られる。陰性症状では意欲が低下し抑うつ状態に。感情の起伏も少なくなる。うつ病でも妄想は起きるが、うつ病が治れば妄想も消える。統合失調症の場合は、抑うつ状態が消えても幻聴や思考の混乱はなくならない。

中高年以上では注意が必要　認知症

中高年以上で抑うつ状態が見られる場合は、認知症かうつ病かの鑑別が必要。ともに認知機能の低下が目立ち、認知症だと思ってもの忘れ外来を受診した結果、老年期のうつ病という診断が下ることがある。かかりつけの内科医では鑑別が難しいこともある。認知症の専門外来を受診。

治療過程での焦り

「休むと迷惑がかかる」罪悪感がぶり返しの引き金に

少し症状がやわらぐと、患者さんの心には「早く復帰しなくては」という焦りや「みんなに迷惑をかけている」という罪悪感が生まれることがあります。こうした思いは治療の妨げになります。

焦りがある＝まだ治っていないということ

そもそもうつ病の患者さんは休むことに抵抗がある人が多く、「休職が必要だ」と忠告しても「みんなに迷惑をかける」「自分の評価が落ちる」などと言って、なかなか休もうとしません。

そうこうしているうちに症状はどんどん悪化し、休職を決断する頃には心身の状態が悪化し、起き上がれないほどの状態になる人もいます。

休職が必要になったのはそれだけうつ病が重いからなのですが、本人はそれを自覚できません。急性期を過ぎて少しよくなると、復帰に前のめりになりがちです。「早く戻らないと」「私がやらないとみんなが困る」

不安と焦りが状態を悪化させる

「どうして自分だけできないんだろう」「早く元の生活に戻らなくては」と焦燥感から必要以上に自分を追い詰める考え方をする。うつ病以前には普通にできていたことができなくなる。体力の低下なども影響。空回りしてイライラや自責や他責の念がわきあがる。

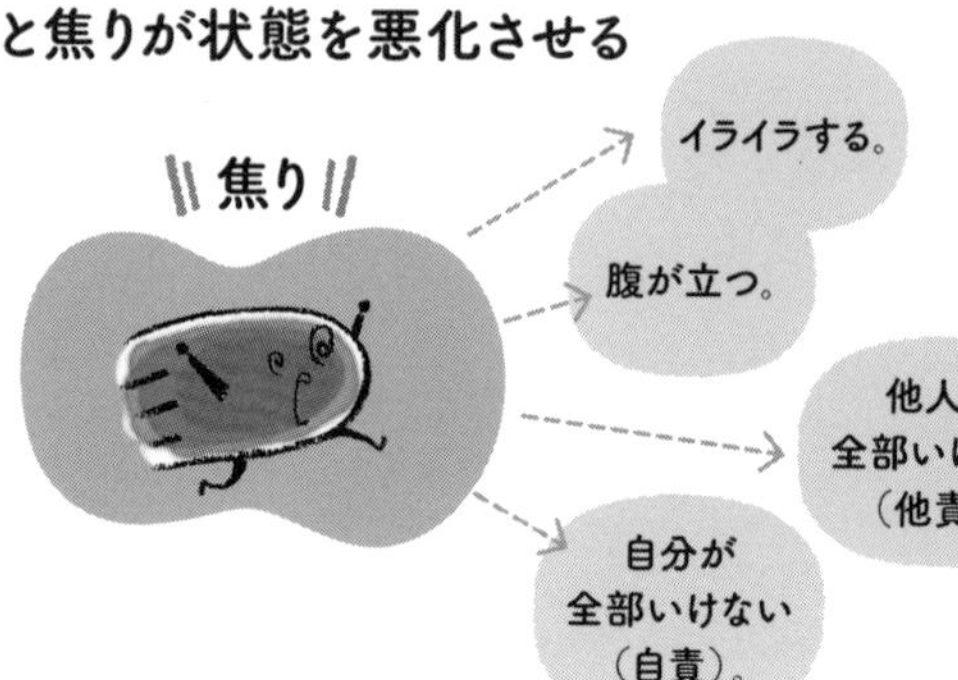
焦り
イライラする。
腹が立つ。
他人が全部いけない（他責）。
自分が全部いけない（自責）。

などと、気持ちばかりが先走ります。

　とはいえ医師は「そうですか、じゃあ復職しましょう」と簡単に認めるわけにはいきません。この段階で安易に復帰をすすめると、治療は失敗するからです。

　焦りがあるということは、裏を返すとまだうつ病が治っていないということです。病気が治っていないのに、空回りする気持ちに急かされて前と同じように働けばふり出しに逆戻りします。いままでせっかく休んで治療してきたことも、すべてゼロになってしまうでしょう。

見通しが立たないことで一層不安になる

　うつ病の治療は個人差が大きいので「あなたのうつ病はあと何か月でよくなります」と告げることはできません。回復への見通しが立たないので、「こんなことがいつまで続くのだろう」と、患者さんが不安に感じるのも仕方がないことです。

　けれども、うつ病は焦らず時間を費やせば、いずれ日常生活に戻れる病気です。元気になるためには、まず休養がもっとも大事なのです。必ず元の体調に戻れると信じることです。「休養がいまの仕事だ」の気持ちになり、ゆっくり治療に向き合ってほしいと思います。

「この先どうなってしまうのか」「元の生活には戻れないのではないか」「過去の失敗で他人から拒絶されるのではないか」といった将来に対する漠然とした不安が次々とわきあがり、抑うつ状態を引き起こす。その結果、否定的な感情に支配されてしまうことがある。

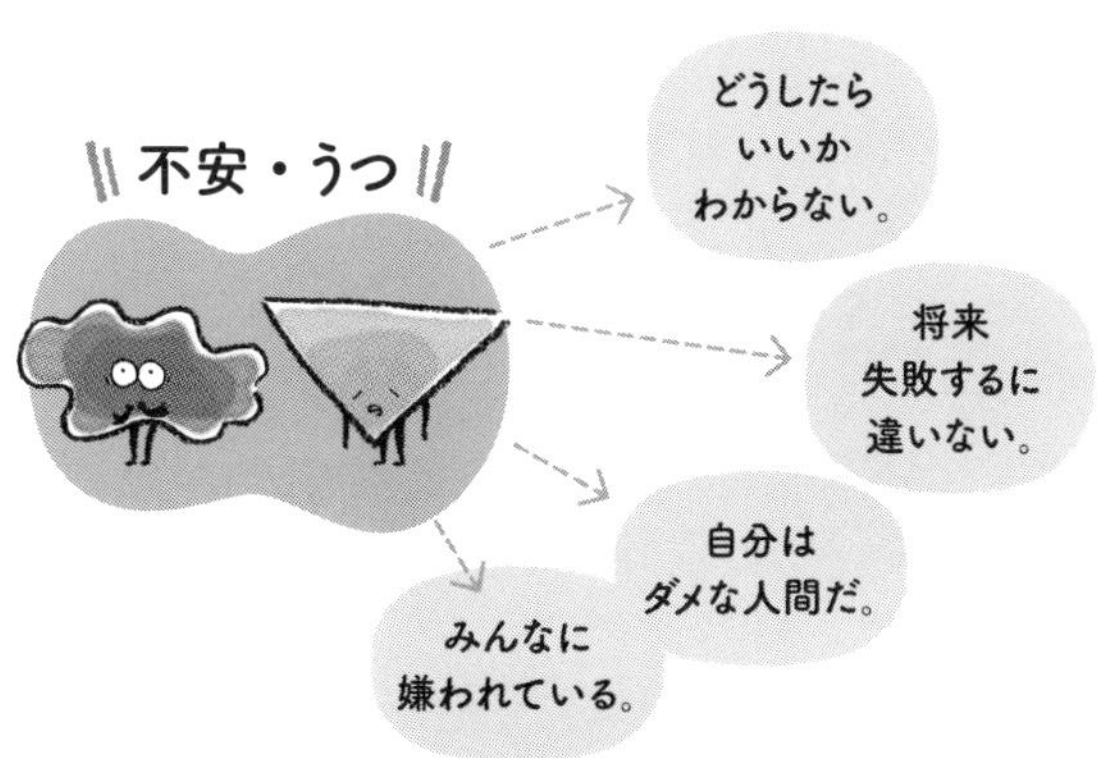
不安・うつ
どうしたらいいかわからない。
将来失敗するに違いない。
自分はダメな人間だ。
みんなに嫌われている。

焦ってあれこれ始める前に……

「行動」で自分の回復の程度を正しく知る

Try
散歩をしてみよう

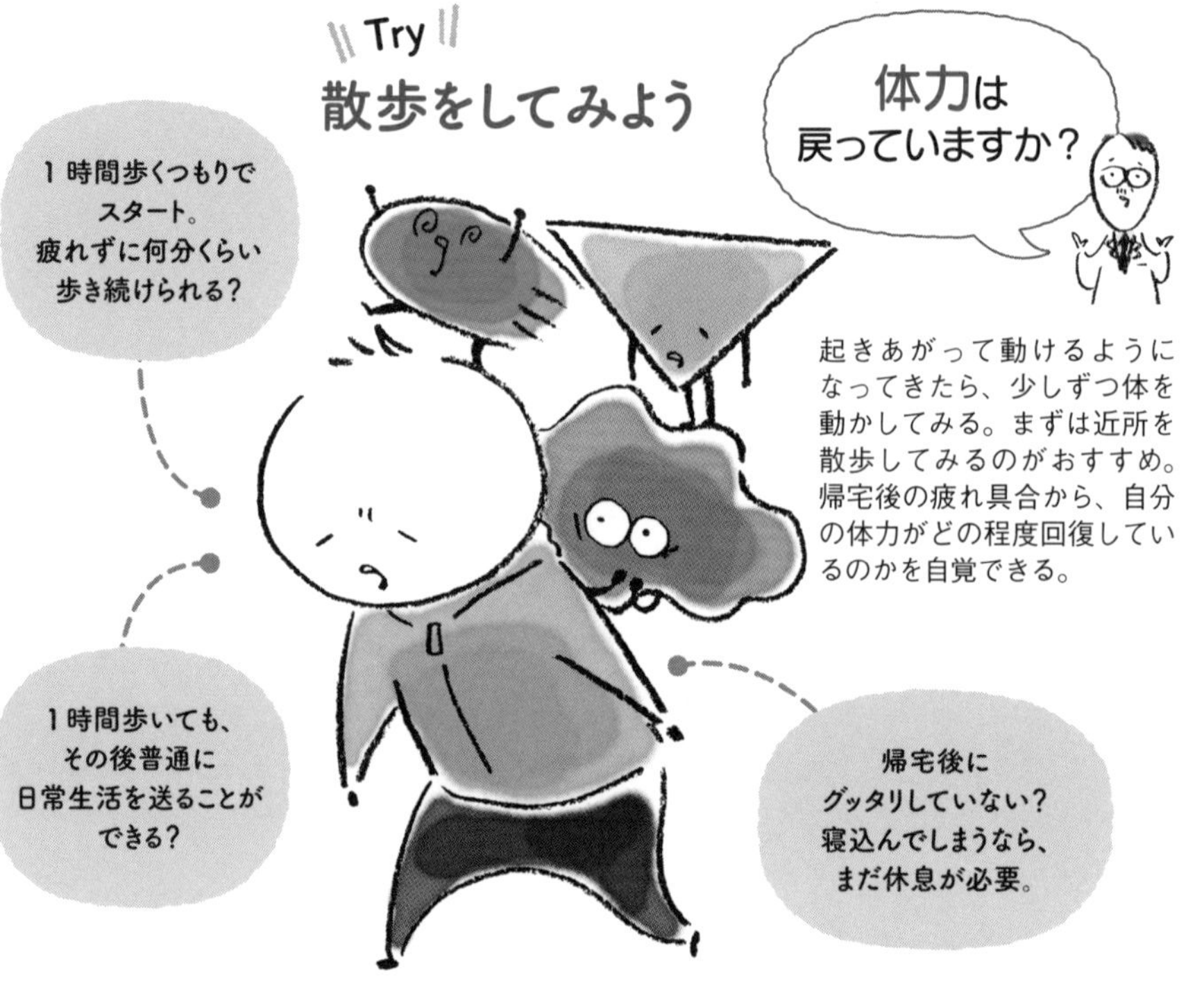
体力は
戻っていますか？
1時間歩くつもりで
スタート。
疲れずに何分くらい
歩き続けられる？
1時間歩いても、
その後普通に
日常生活を送ることが
できる？
帰宅後に
グッタリしていない？
寝込んでしまうなら、
まだ休息が必要。

起きあがって動けるようになってきたら、少しずつ体を動かしてみる。まずは近所を散歩してみるのがおすすめ。帰宅後の疲れ具合から、自分の体力がどの程度回復しているのかを自覚できる。

そろそろ行動したいという気持ちになったら、リハビリを兼ねて散歩や読書などを少しずつ試してみるといいでしょう。

大切なのは、軽い負荷から始めて徐々にハードルをあげていくことです。

すると「散歩は30分が限界」「雑誌なら読めるが、専門書はまだ無理」と、自分の回復のレベルを実感することができます。

いちばん症状が重い時期には歩くのもやっと、平易な本も頭に入らなかったことを思えば、いまの自分が回復途上にいることがわかり安心感を得られるでしょう。着実によくなっている実感がもてれば、焦りは減ります。

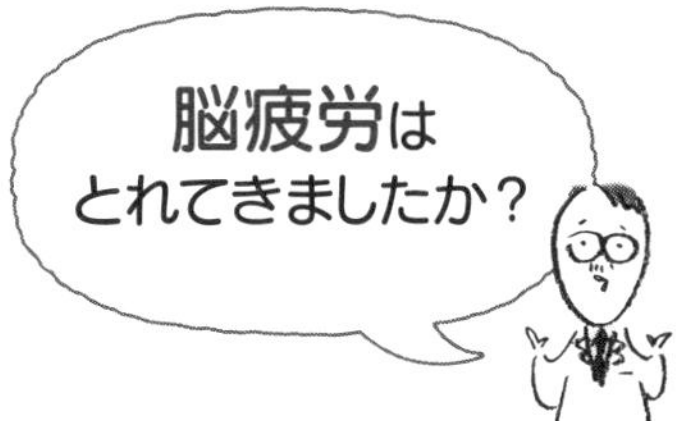

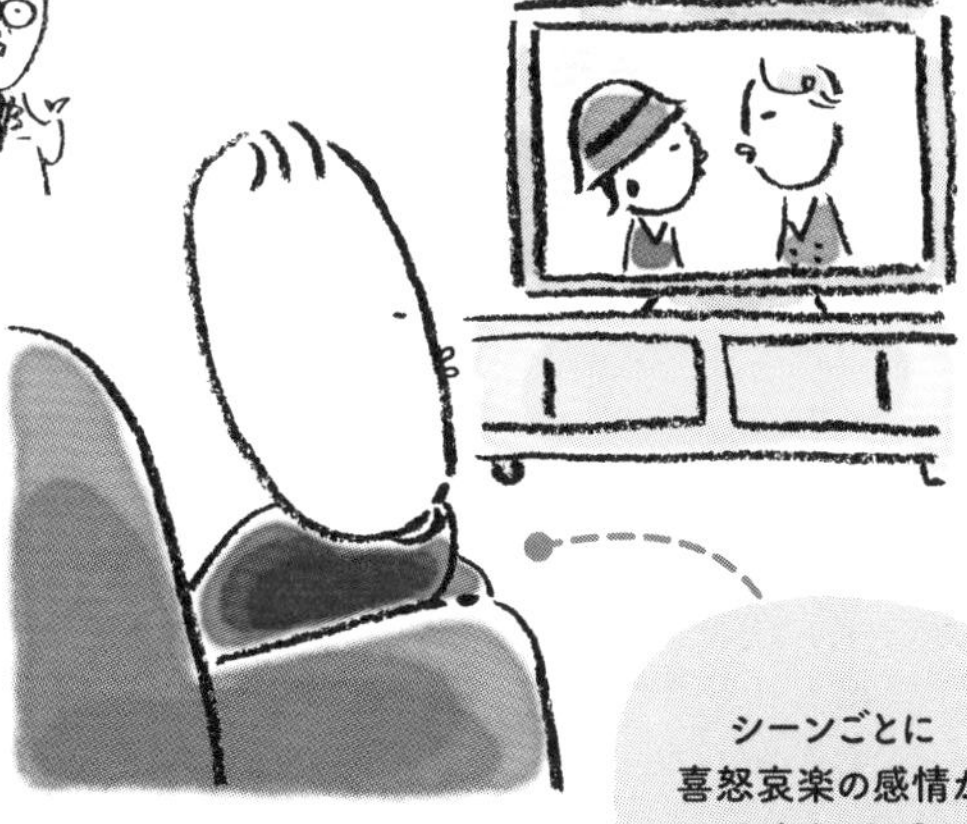

Try

level 1

TVドラマを見る

好きなジャンルのTVドラマやアニメ、映画などを見て、ストーリーを理解できるかどうか挑戦してみる。

シーンごとに
喜怒哀楽の感情が
わきあがる？

1冊を楽しんで
読み通すことが
できる？

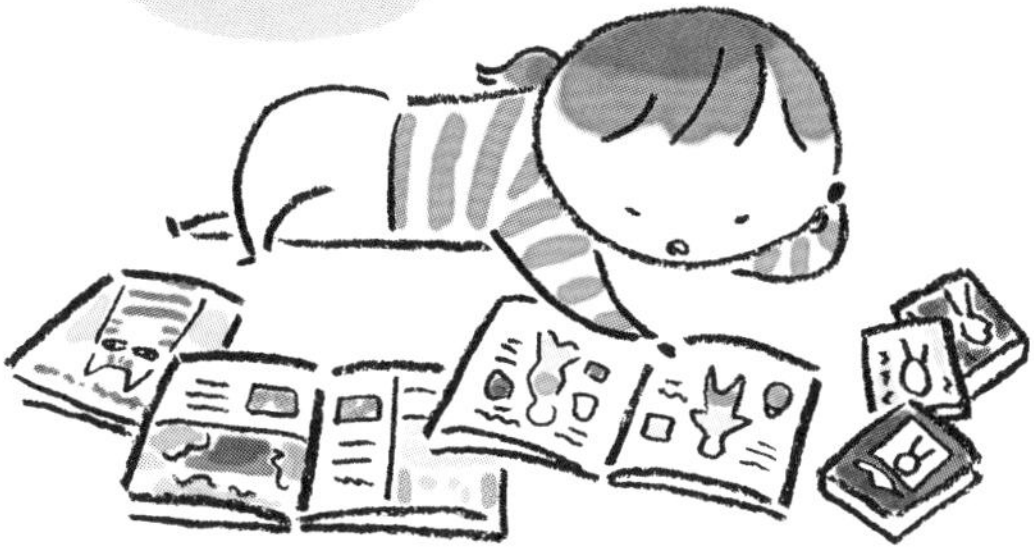

Try

level 2

漫画や雑誌を読む

好きなジャンルの漫画や、ファッション、趣味、スポーツなど写真が多いビジュアル誌を読んでみる。

集中して
最後まで読むことが
できる？

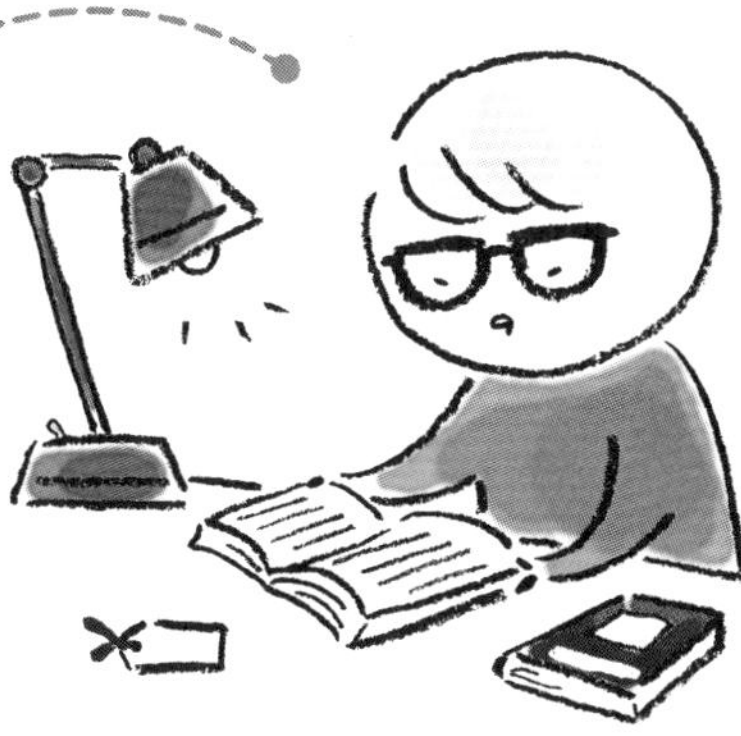

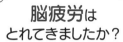

Try

level 3

活字だけの本を読む

最初は詩集やエッセイ、短編小説など短い内容のものから。徐々に長編や専門的な分野の本を読んでみる。

治療過程での焦りを解決❶

「いま」に集中することで、焦りや不安を忘れる

回復期になると復職や日常生活への復帰を考え始めるものです。それにともない、将来への不安や焦りが生まれることには注意が必要です。

いざ復職が視野に入ってくると、「職場に戻って大丈夫かな」「みんなからどう思われているだろう」という不安が頭をもたげます。また、病気になる前の自分をふり返り、「なんでうつ病なんかになってしまったんだろう」という後悔の念にさいなまれることもあります。

今日一日、自分ができることだけに集中する

こうした不安や後悔は治療の妨げにこそなれ、なんの役にも立ちません。とはいえ「先のことは考えないようにしましょう」「過去はふり返らないで」と言っても、そう簡単にできるものではないでしょう。

こうしたネガティブな思いへの対処法は「いまに集中すること」しかありません。今日一日、自分ができることだけを考えて、それに集中し

不安や焦りが現れたら行動を変える

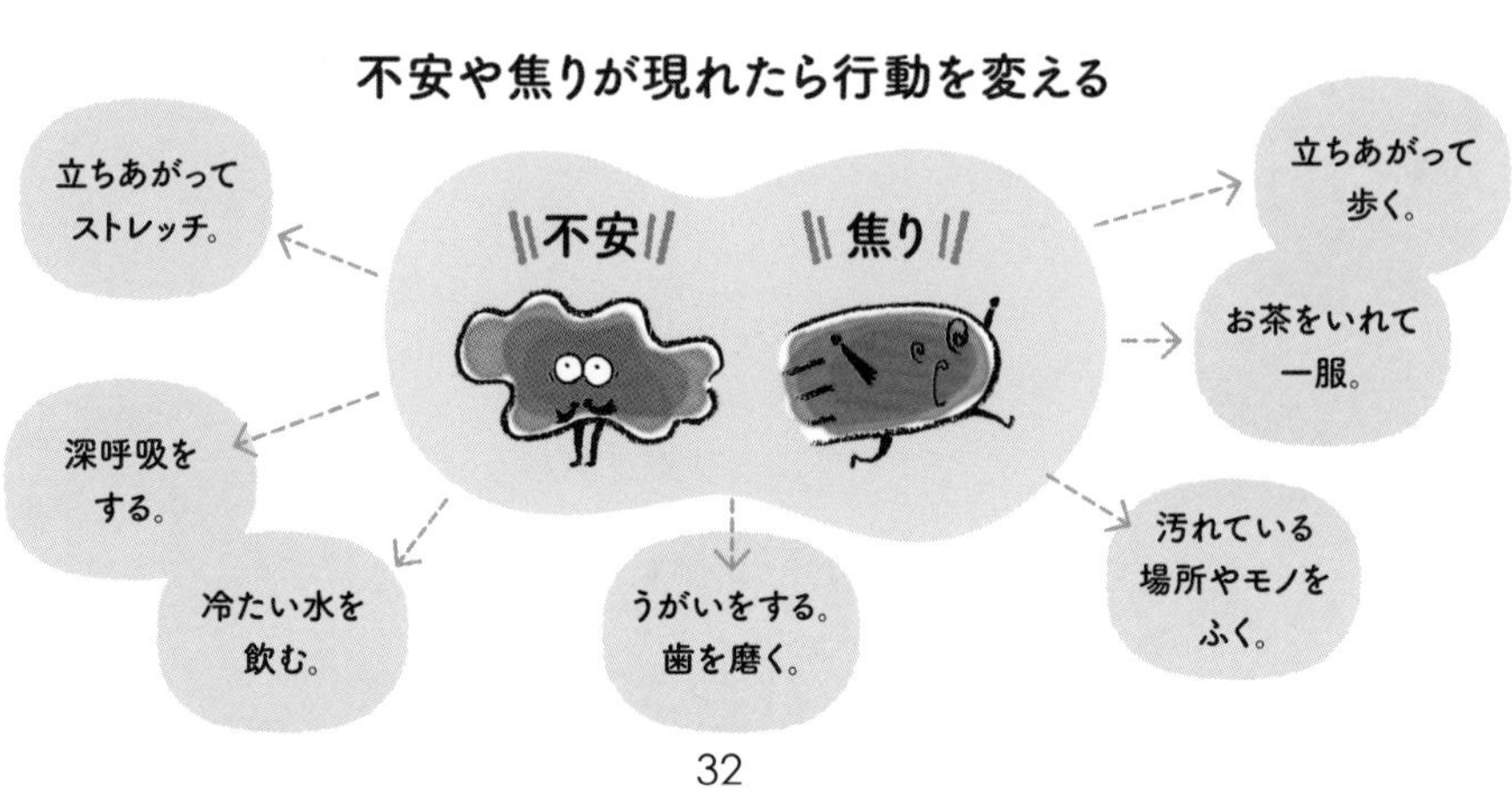
不安
焦り
立ちあがってストレッチ。
立ちあがって歩く。
お茶をいれて一服。
深呼吸をする。
冷たい水を飲む。
うがいをする。歯を磨く。
汚れている場所やモノをふく。

てください。

ぼーっとしていて、胸中に焦りや不安、後悔などが浮かんだら、体を動かして行動しましょう。立ちあがってお茶を飲むとか掃除をするとか、軽い体操やストレッチをするとか。それが無理なら、ゆっくり腹式呼吸をするだけでも気分が変わります（P74）。体を動かすことで、身体感覚に注意が向き、余計なことを考えにくくなるのです。

無理のない範囲で家事を行うのもいい

少し復調してきたら、家族と話し合い、簡単な家事を分担して行うのもおすすめです。食器を洗うとか洗濯機を回すとか、負担にならない程度の家事を日課にしてみてください。

うつ病は休むことが治療の重要な柱なのですが、回復期になると一日中家で休んでいることに後ろめたさを感じる人も出てきます。そんなときはひとつでもふたつでも家事を行うと「家族の役に立てた」という実感が得られます。ただし無理のない範囲で行うことが不可欠です。

少しずつ日常のいろいろなことに復帰していきましょう。心がいまを離れ、ずっと先の将来や過ぎ去った過去に飛んでいきそうになったら、体を動かして意識を引き戻し、「いま、ここ」に集中させてください。

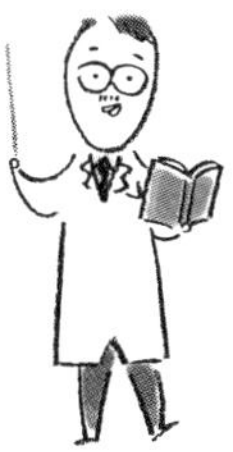

先行きへの不安や過去への後悔、
焦りが現れたら、
目先の行動を変えることで
気持ちを切り替えるのがおすすめ。

治療過程での焦りを解決❷

エリートほど焦りやすい。時間をかけて病気を受容

うつ病の人のなかには、もともと焦りを生じやすいタイプの人がいます。焦りが治療を後戻りさせてしまうため、なんらかの対処が必要です。

失敗を重ねることで受け入れていく

焦りの要因のひとつは罪悪感です。たとえば責任感が強い人は「職場に迷惑をかけている」「家事ができなくて家族に負担を強いている」といった罪悪感から「早く復帰しなくては」と焦ります。

もちろん経済的に余裕がなく働かないと自分や家族が困るという状況であれば、焦る気持ちも理解できます。子どもがいれば「親として休んでいる姿を見せたくない」と、無理しがちになることもあるでしょう。

概して再燃リスクが高いのは、これまであまり大きな挫折を経験せず、トップで走ってきたエリートタイプの方です。

近年、うつ病は一般的な病気という認識が広まり、偏見は薄らぎ受け

入れやすくなりました。それでもエリート層には病気になった自分が受け入れられず、「置いていかれる」という強い不安にさいなまれる人が多くいます。焦って復職し、再燃してはふり出しに戻ることをくり返し、やっと納得して治療を受け入れるようになることも珍しくありません。

うつ病で視野が広がり人生の転機となった人も

病気になると「早く元の自分に戻りたい」と焦るのは当然です。でも、病気の罹患や治療は必ずしもわるいことばかりではありません。とくにうつ病から回復した人のなかには、「いい意味で人生の転機になった」という感想を漏らす人も少なくないのです。

いままで弱い人の気持ちがわからなかった人では、「視野が広がって他人の気持ちが理解できるようになった」ということもあります。部下の気持ちが理解できるようになって上司としてレベルアップしたという人や、別の職場に移り、同じように病気に悩む人を支援する仕事を選んだという人もいます。

うつ病で苦しんでいるあいだは想像がつかないかもしれませんが、治療を終えた人のなかには「病気は無駄ではなかったんですね」と言う人が少なからずいることも知っておいていただきたいと思います。

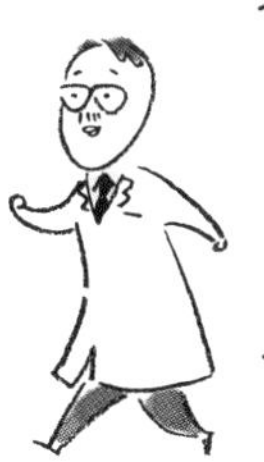

再燃をしっかり防ぎ、
回復に向かわせるためには、
自分の考え方のクセを変えていく必要があります。
状態がよくなってきた回復期に、
認知行動療法などの
精神療法（P62）を行うのが効果的です。

環境調整の難しさ

自分ではどうにもできない社会的な背景の影響大

うつ病の要因として環境の影響が強いとき、環境調整が必要なのはいうまでもありません。しかし、そう簡単にはいかないのが現実です。

うつ病明けに適した業務がなくなってしまった

以前なら、うつ病などで体調を崩した社員が復職するとき、まず単純な軽作業から再スタートできました。定時退社できる部署で働いてもらい「慣らし運転」後に元の職場に戻れたのです。

ところが社会経済状況の変化も相まって、徹底的に合理化・効率化が求められるようになりました。単純作業は機械化、もしくは派遣社員やアウトソーシングが担っています。このため、うつ病から復帰した社員が働けるようなシンプルな業務ができる場所は減りました。

管轄内の出先機関が多数ある職場であれば、ある部署でうまくいかなくても、別の部署への異動が可能となっています。

しかし現在、多くの一般企業の正社員は現場復帰を求められがちです。「休養期間ギリギリまで休み治療を受けていいが、戻るときは元の現場に復帰すること。異動はその後」と通告されることが増えました。

現場復帰で不安は倍増。再燃・再発してしまう

職場環境が原因でうつ病になった人が「治ったらそこに戻ってください」と言われたら、抵抗感を覚えるでしょう。

たとえば上司からパワハラまがいの言動を受けていた場合にはなおさらです。上司が異動になる、辞めさせられるという状況でないと、現場復帰は困難なことが多いものです。

とくに中小企業では、こうした問題がよく見られます。社員数が少ないぶん、顔も見たくない上司に接しないわけにもいきません。職場に戻ることは再燃・再発のハイリスクです。

さらに深刻なのが、家族関係が原因のうつ病です。夫婦や嫁姑などの人間関係に問題がある場合、離婚や別居できない限り、同じ環境で暮らしていくしかありません。家族が治療に積極的なら、外来で家族にアドバイスして接し方を改善してもらうこともできますが、背景に複雑な感情や問題があると、改善には時間がかかります。

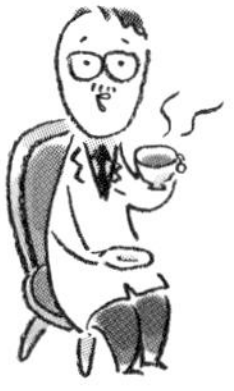

現場復帰原則というのは、
患者さんにとっては
あまりに酷な状況だと思います。
社会にもっと理解を求めたいところです。

職場環境の問題を解決

復職できる時期が見えたら、転職という逃げ道も用意

職場復帰に向けたトレーニングを行う段階にまで改善しても、やはり「同じ職場に戻る」ことを躊躇するなら、転職も選択肢のひとつです。

かつては「大きな決定をしない」ことが大事だったが……

うつ病になると、健常時と比べて認知のゆがみが現れます。「治療中は人生の大きな決定をしない」ことが原則です。かつては治療中に転職を決めることはすすめられませんでした。

けれども、いまは昔のような終身雇用制ではなくなってきています。労働市場の流動性が高まり、働き方が多様になってきて、転職は以前ほどのリスクにはならなくなりました。うつ病の改善後、家族や知人、そして主治医ともよく話し合ったうえで、環境を変えたいなら、ほかの仕事を探すのもわるくありません。「現場復帰が原則」だと言われ「(うつ病の引き金になった)あそこにしか戻れない」と追い詰められ、自殺を

考えるくらいなら、別の仕事を探したほうがよいのではないでしょうか。

復職が近づいてきて気分が重くなり、決心がつかないのなら、職業安定所（ハローワーク）や転職サイトを活用し、仕事を探してみましょう。選択肢を探す逃げ道があることを忘れないでください。その結果、元の職場に戻ることを決めて、うまく復帰する方も少なくありません。

本人がスキルアップするか、職場を変えるか

もし同じ職場に戻るときには、業務内容が自分の特性や能力に合っているかを冷静に考えてみましょう。合っていなければ本人がスキルアップするか、職場を変えるかしかありません。部署の異動を申し出たり、転職したりするのは、合理的な選択であるかもしれません。

中小企業の場合、規模によっては異動が難しいかもしれません。職場にこだわらず、同じ業種や職種に移るのもいいでしょう。

大企業では同じ待遇のポストは少ないかもしれませんが、社内にたくさん部署があるため異動も可能です。

大切なのは、自分自身や自分の居場所を固定したものとして考えないことです。転職や異動などさまざまなカードをテーブル上に置きます。そのときどきで柔軟にカードを選ぶ心の余裕をもってください。

CASE

異動により発症。キャリアよりできる仕事を優先

コツコツこなす事務職が性に合っていたAさん。営業部に異動してから仕事が合わずうつ病を発症しました。回復後は以前の職場に戻らず、アットホームな会社の事務職を選択。待遇面ではダウンしましたが、自分に合った仕事で快適に働けることに喜びを感じています。

家庭環境の問題を解決❶

うつ病の正しい知識が家族関係を変えるきっかけに

家庭内の問題は千差万別です。一人ひとり状況がまったく異なり複雑なので、医療者側もケースバイケースで対応しなくてはなりません。

たとえ家族でも相手を変えることはできない

夫婦や嫁姑などの家族関係がうつ病の引き金になったという人は多く、診察室で悩みを口にする人もいます。それで気晴らしができればよいのですが、根本的な解決にはなりません。

人間関係が悩ましいのは、相手が自分の思うようにならないことです。「こういうふうにしてほしい」「こんなことを言わないでほしい」と思っても、なかなか相手の言動を変えさせることはできません。それが身近な相手であるほど、難しいものです。

自分自身の受け止め方や考え方を変えることも考えてください。たとえば認知症の親御さんのもの忘れを怒っても意味がありません。発達障害をもつお子さんのケアに行き詰まっても本人にはどうすることもできません。変えられないものは、諦めて受け止める。対処法を医師に相談してみる。そのうえで、自分が一時的でも相手と距離を置けるような方法を考えたりしたほうがいいでしょう。

やさしく対応することでよりよい関係に進展

患者さんの家族のなかには、本人の病状を心配していても、関わり方を誤っているために関係が悪化しているケースも見受けられます。うつ病が原因でぎくしゃくしてしまった家族なら、うつ病について正しい知識を得て、対応の仕方を学ぶことで関係が修復されることがあります。主治医から、あるいは解説書で、うつ病の理解を深めてください。

いちばん大変なのは、すでに相手に対して無関心になっているような、関係が冷え切っている家族です。「仕事もしないで家にいられても迷惑」といった冷淡な態度をとられてしまうことがあります。

相手が病気で苦しんでいるときは「毒妻」「毒夫」にならず、元気になるようにサポートしていただきたいと思います。やさしく対応していれば、必ず回復してまた元の生活に戻り、よりよい関係に進展していくはずです。

うつ病がきっかけで家族関係は改善する？

酒やギャンブルなどに明け暮れていた夫がうつ病になり、「おとなしく家にいてくれるのでかえってラクになりました」と、家族に苦笑いされたことがあります。ご本人も「ありがたみがわかった」と感謝している様子。回復すればまた元に戻ってしまうのかどうかわかりませんが、それでも家族に助けてもらっていた日々は忘れないでしょう。

治療がきっかけで絆が強まったという家族もたくさんいます。

家庭環境の問題を解決②

ひとり暮らしでは治りづらい。実家との関わりが大事

うつ病になると身のまわりのことをするのもおっくうになります。ひとり暮らしをしている人は買いものや食事もじゅうぶんにできなくなり、日常生活そのものが成立しなくなります。

状態がわるければ、しばらくは同居か入院を検討

とくに、急性期のひとり暮らしは極力避けなくてはなりません。食事がおろそかになるだけでなく、睡眠などの生活習慣が乱れて治療に悪影響を及ぼすからです。

医療機関などを通して訪問看護を依頼すれば、健康状態の観察や医療行為、アドバイスは受けることはできます。しかし、訪問看護は時間や回数が決められています。それ以外の日常生活のほとんどの時間をひとりで過ごすことに変わりありません。家族のサポートが得られない場合は、入院措置をとることになります。

もし家族関係が良好で、実家に帰省できるのなら、しばらく実家で静養することをおすすめします。

または親御さんやパートナーが本人のもとに出向き、しばらく同居しながらサポートするケースも見られます。

家族と同居しながら静養することで精神的に安定すると、治療にはとてもよい効果があります。受診の際に、本人の許可をとったうえで一緒に話を聞くことができれば、家族も不安を解消できるでしょう。

起きあがれるようになっても連絡はとり合う

急性期を過ぎて症状が落ち着いてくれば、ある程度自分で生活できるようになり、ひとり暮らしも可能です。

ただし、この回復期は再燃しやすいことを忘れないでください。ひとりきりでいれば、焦りや不安が強くなるものです。家族は「治ってきたから大丈夫」と思わず、つねに連絡をとり合うことが大切です。

定期的に住まいを訪れたり、リアルタイムのチャットや、動画で顔を見ながらの会話など、ＩＣＴ（情報通信技術）を上手に活用するなど、やりとりを続けてください。「おはよう」「おやすみ」の短いメッセージを送り合うだけでも気持ちの安定に役立ちます。

家庭で休養できないときは……

うつ病の治療には家庭が決め手となります。家でゆっくり静養できるかどうかで治療の経過が異なるからです。小さいお子さんがいる家庭では、落ち着いて休むのは難しいかもしれません。お子さんが病気のことをよく理解できず、寝ている親御さんに不安を感じたり、本人が「伏せっている姿を子どもに見せたくない」と思ったりする場合には、元気になるまで実家や病院などで静養するという選択肢も考えましょう。

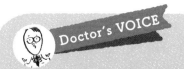

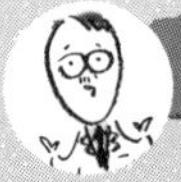

Doctor's VOICE

うつ病が重症化すると現れやすい3つの妄想

理屈ではなく強く思い込む

妄想とは、誤ったことを事実だと信じ、強く思い込んでいる状態です。統合失調症の特徴的な症状ですが、うつ病でも現れることがあります。

うつ病の妄想の代表的なものは「貧困妄想」「心気妄想」「罪業妄想」の３つです。貧困妄想とは、お金があるのに「破産した」「極貧だ」と思い込む妄想です。心気妄想は「重い病気にかかっている」という妄想。罪業妄想は「重い罪を犯し、とり返しがつかない」という妄想です。これらはうつ病が重症化したときに起こりやすくなります。

うつ病の渦中では自覚できない

妄想は理屈に基づいた考えではありませんし、本人に強い思い込みがあるため、自分では気づくことはできません。

うつ病経験のある人が先に示したような内容を口にしたときは、できるだけ早く主治医に相談してください。

「お金がない」と訴える人に、どんなにたくさん預金されている通帳を見せて説得しても、本人から妄想が消えることはありません。

叱ったり頭ごなしに否定したりすると、その相手を不快に思うようになります。

まずは「わるく考えるのはうつ病の症状。だから心配しなくて大丈夫」と声をかけて、受診を促しましょう。

妄想が現れている場合は、それをおさえるための薬を使うことがあります。最適な治療を最短で行うためにも、妄想があることを医師に伝えることが重要なのです。

Part2

基本的な治療の流れ

うつ病の要因と治療プロセスを理解する

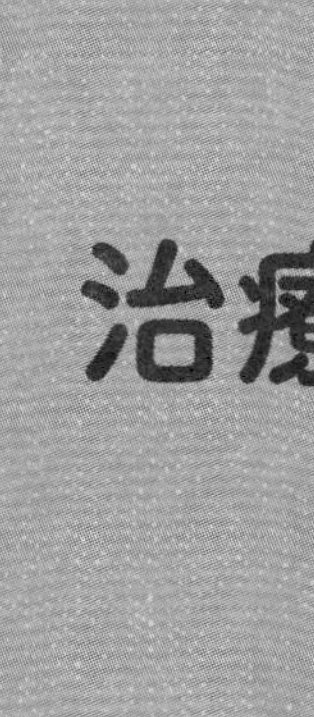

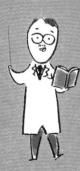

うつ病は誰でもなる可能性のある病気ですが、
その要因はさまざまで、
治療法も一人ひとり異なります。
治療には早くて半年、重い場合は3年以上かかることも。
本人も家族も、まずはうつ病について
基本的な知識を正しく理解することが大切です。

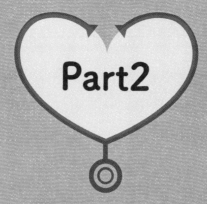

うつ病とは

100人に6人がかかる病気。個別の物語のなかで発症する

近年うつ病は「心の風邪」というフレーズとともに認知されるようになりました。けれども発症のメカニズムは複雑で、適した治療を行わないと何年も長引くことがあります。

ひとつの原因をひとつの治療法で治すわけではない

うつ病は、たんなる抑うつ状態を指すものではありません。誰でもいやなことがあれば気分が落ち込むことはあります。でも、気分転換をし、時間が経過すれば、ふたたび元気になります。ところがいつまでも抑うつ状態が回復せず、悪化の一途をたどるのがうつ病です。国際的な精神科の診断基準ＤＳＭ－５（アメリカ精神医学会）では、重度の抑うつ状態が２週間以上続くものと定義されています。

さらに「うつ病」はいくつもの原因によって生じる、いくつもの状態を包括する病名でもあります。

【うつ病を含む気分障害の患者数の推移】

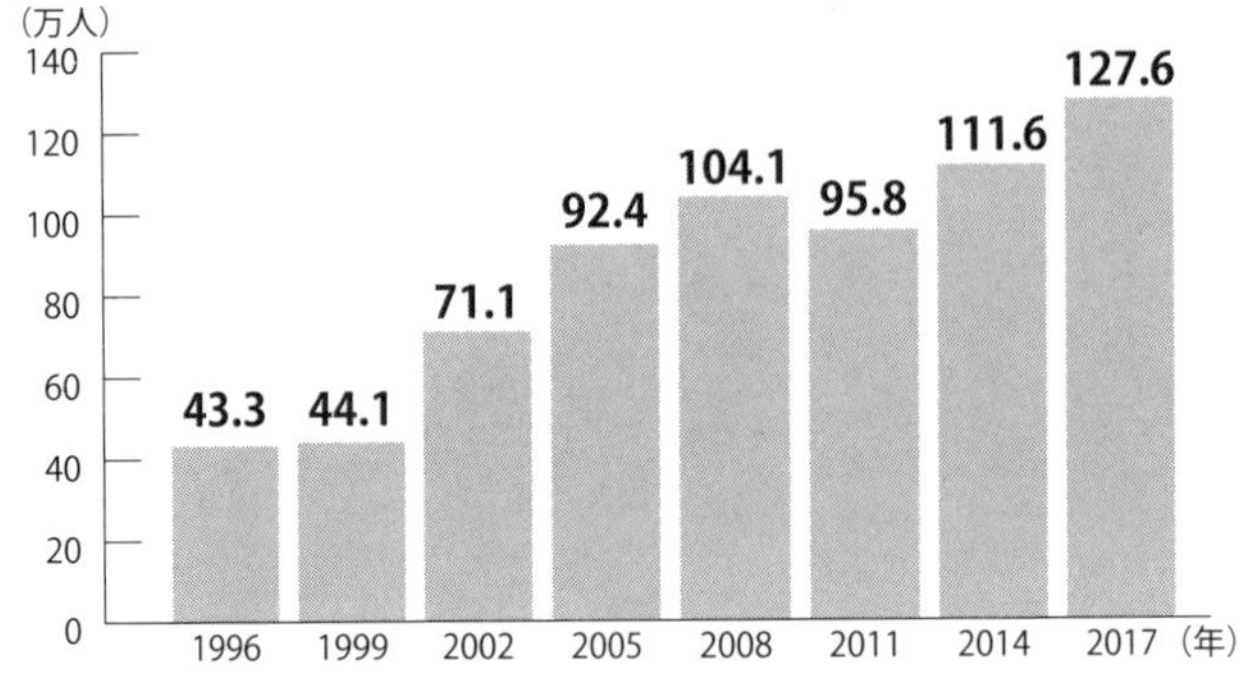

気分障害（うつ病、双極症、気分変調症など）の患者数の推移。患者数は増加傾向にある。

出典　患者調査（厚生労働省）より作成

たとえば「認知症」という病名は「認知機能が低下している症候群」を指しています。正確にはアルツハイマー型認知症、脳血管性認知症などのタイプにわかれています。

同様に、うつ病も「重い抑うつ状態が半月以上続く症候群」を意味し、その要因も症状もバラエティーに富んでいます。その幅広さは、認知症の比ではありません。一人ひとり個別の物語のなかで発症し、症状も多様で類型化しにくく、治療もオーダーメイドです。

心の弱さではなく、医学的な脳の病気

人生で一度でもうつ病にかかる人は100人に6人程度とされています。そう考えればありふれた病気といえますが、自殺に至る危険性も高く、軽く受け止めることはできません。

うつ病は、さまざまな要因から脳の機能が低下して発症すると考えられています。ただ、個人差も大きく、同じ治療をしたからといって同じ経過をたどるとは限りません。薬の効き方も経過も回復のスピードも人それぞれです。

しかし、どんなに治りにくいタイプのうつ病でも治療を続ければ必ず快方に向かいます。きちんと治療を続けることが肝要です。

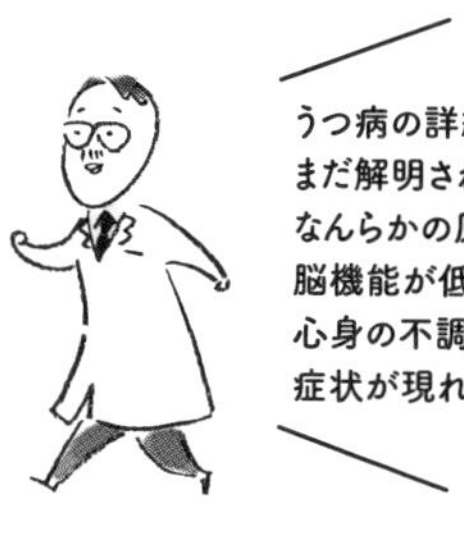
うつ病の詳細な原因は
まだ解明されていません。
なんらかの原因によって
脳機能が低下し、
心身の不調となって
症状が現れるのです。

社会的、心理的、生物学的、3つの要因は切り離せない

人によって3つの要因の強さは異なる

うつ病を引き起こすおもな要因には、いまいる社会的環境による「社会的要因」、本人の気質が影響する「心理的要因」、遺伝や病気などが関係する「生物学的要因」があります。

どの要因が強いかは人によって異なりますが、3つの要因が複雑に影響し合って生じます。

心理的要因

生来の気質や性格によるなりやすさ

気質や性格の問題が要因となっている。こだわりが強い執着気質、生真面目で完璧主義、心配性でものごとをくり返し考え続けてしまう反芻思考をしてしまう人などはうつ病になりやすい。

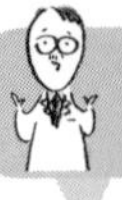

普段からこんなことを思いがちではありませんか？

- □「どうしてあんなことしてしまったんだろう」と後悔することが多い。
- □失敗したことを何度も何度も思い返して落ち込む。
- □「この先どうなるんだろう」と怖くなることがある。
- □予定・予測が立てられないと不安で仕方ない。
- □少しでも間違ったり、しくじったりすると、自分を責める気持ちになる。

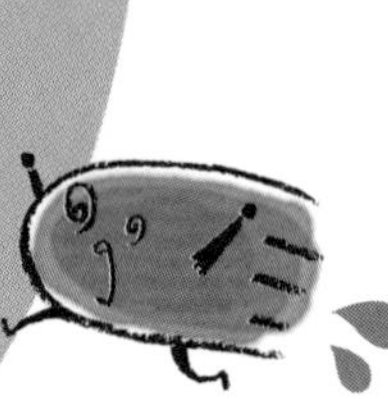

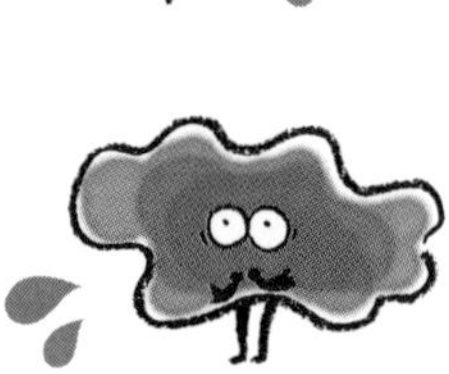

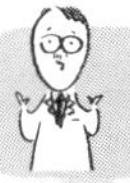

こんなことに
心当たりありませんか？

□職場環境に強いストレスを感じている。

□家庭環境に強いストレスを感じている。

□経済状況に強い不安を感じている。

社会的要因

環境や社会状況による なりやすさ

職場では過重労働やパワハラやセクハラ、いじめなどの人間関係の問題。家庭では離婚、シングル子育て、嫁姑問題、障害や疾患のある家族の介護などの問題。災害、戦争、不況など社会状況に要因がある場合もうつ病を引き起こしやすい。

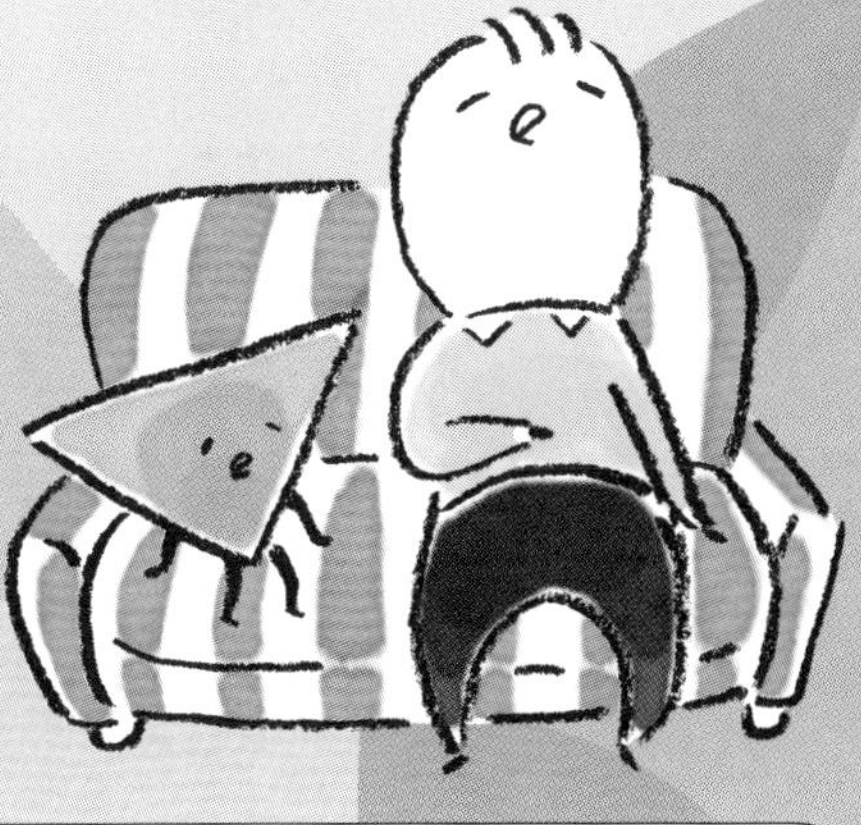

生物学的要因

遺伝や病気などによる なりやすさ

遺伝的な問題やなんらかの病気や障害による要因。

たとえば自分の父親が自分と同じ年頃にうつ病に罹患していたり、きょうだいに双極症の人がいたり、あるいは本人がほかの精神疾患をすでに抱えていたりする。

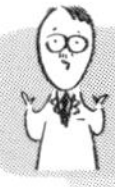

こんなことに
心当たりありませんか？

□親や祖父母、きょうだいにうつ病など精神疾患にかかっていた人がいる。

□過去に、うつ病に罹患したことがある。

□通院していないが、抑うつ状態が続いた時期があった。

□小さい頃から、気分が落ち込みやすい。

□別の身体的な病気や精神疾患を患っている（P24）。

□妊娠中もしくは出産後である（周産期うつの可能性・P50）。

□抑うつ状態は決まって月経2週間くらい前である（PMS、PMDDの可能性・P50）。

うつ病の要因❷

渾然一体となった3つの要因を治療のなかで解きほぐしていく

うつ病の構成要素には社会的要因、心理的要因、生物学的要因があり、3つの要因が複雑に影響を及ぼし合っています。

少し回復してから明らかにしていく

治療の際には、どんな要因があり、どれが強く影響しているのかを個別に見ていく必要があります。一回の診察ではわからないことも多く、単純なものではありません。要因は、検査などで数値化できるものではないうえ、互いに深く関わり合い切り離すことができないためです。

たとえば職場にパワハラ上司がいるからといって、その部署全員がうつ病を発症するわけではないでしょう。人生では誰もが挫折を味わったり大切な人を失ったりしますが、うつ病になるのは一部の人です。

そういう意味では、もともとうつ病になりやすい生物学的要因や心理的要因をもつ人が、環境の影響を受けて発症するとも考えられます。

《生物学的な要因》性ホルモンが影響する3つのうつ

周産期うつ

出産前後のうつ病

周産期とは出産の前後のこと。出産後の女性の10～20%がうつ病を発症するといわれる。出産によって女性ホルモンの分泌量が低下するタイミングに、育児のストレスが加わることがおもな原因。なかには産前から抑うつ状態が始まっているケースも多く、この場合産後に重症化。本人は自覚しづらく、乳幼児への影響大。周囲による早期発見とケアが欠かせない。

PMS・PMDD

月経前2週間に起こる愁訴

PMS（月経前症候群）は、女性ホルモンの変動によって月経の2週間くらい前からイライラやうつ、強い眠気や不眠、ほてり、便秘・下痢、頭痛、むくみなどの心身の不調が現れるもの。月経開始とともに消失する。そのなかでとくにうつやイライラ、落ち込みなどが強く現れるものをPMDD（月経前不快気分障害）と呼ぶ。いずれも婦人科での治療が必要。

医療機関では根本的な要因を探りながら、まず急性期に激しく現れている症状を、休息と薬物療法で落ち着かせていきます。同時に疾病教育や精神療法も並行して行います。回復期には、本人も自身の要因に目を向け、「なぜうつ病になりやすいのか」を考えていきます。

生物学的要因も環境&心理面の影響を受ける

なお、うつ病以外で、生物学的要因をおもな原因として抑うつ状態が起こる病気に、双極症（双極性障害）や統合失調症などの精神疾患、ホルモンが影響する産後うつやＰＭＳ、ＰＭＤＤなどがあります（Ｐ50）。

これらの疾患はうつ病とは治療法が異なりますが、うつ病と同様に社会的要因（環境）や心理的要因による負担を軽減することで、症状も安定します。

もし家庭自体にストレスがあれば、ＰＭＳで起こる抑うつ状態も悪化しやすくなります。逆に夫がＰＭＳを理解し、協力的になると症状がやわらぐこともあります。原因がホルモンであれ遺伝であれ、抑うつ状態は社会的要因や心理的要因の影響をつねに受けているということです。逆にいうとどのような抑うつ状態でも、社会的要因や心理的要因を改善していくことで、再燃・再発リスクを低下させることは可能なのです。

更年期のうつ

ホルモン分泌量の低下によるうつ病

女性の場合、50 歳前後で閉経にともなう女性ホルモンの低下が起こり、心身にさまざまな不調が生じる。イライラやうつなどの精神的な症状も起こりやすい。婦人科でホルモン補充療法や薬物療法などを行う。

回復に至るまで約半年。重症度が高いほど時間がかかる

軽症で半年以内、重症だと数年単位

うつ病の初期は「ちょっとだるいな」「疲れやすいな」程度なので見過ごされがちです。けれども放っておくと朝起きあがれなくなったり、食事もとれなくなったりして重症化します。

うつ病は早期に適切な治療を始めれば半年から1年ほどで回復しますが、こじらせると数年かかることもあります。

うつ病の病期と標準的な治療

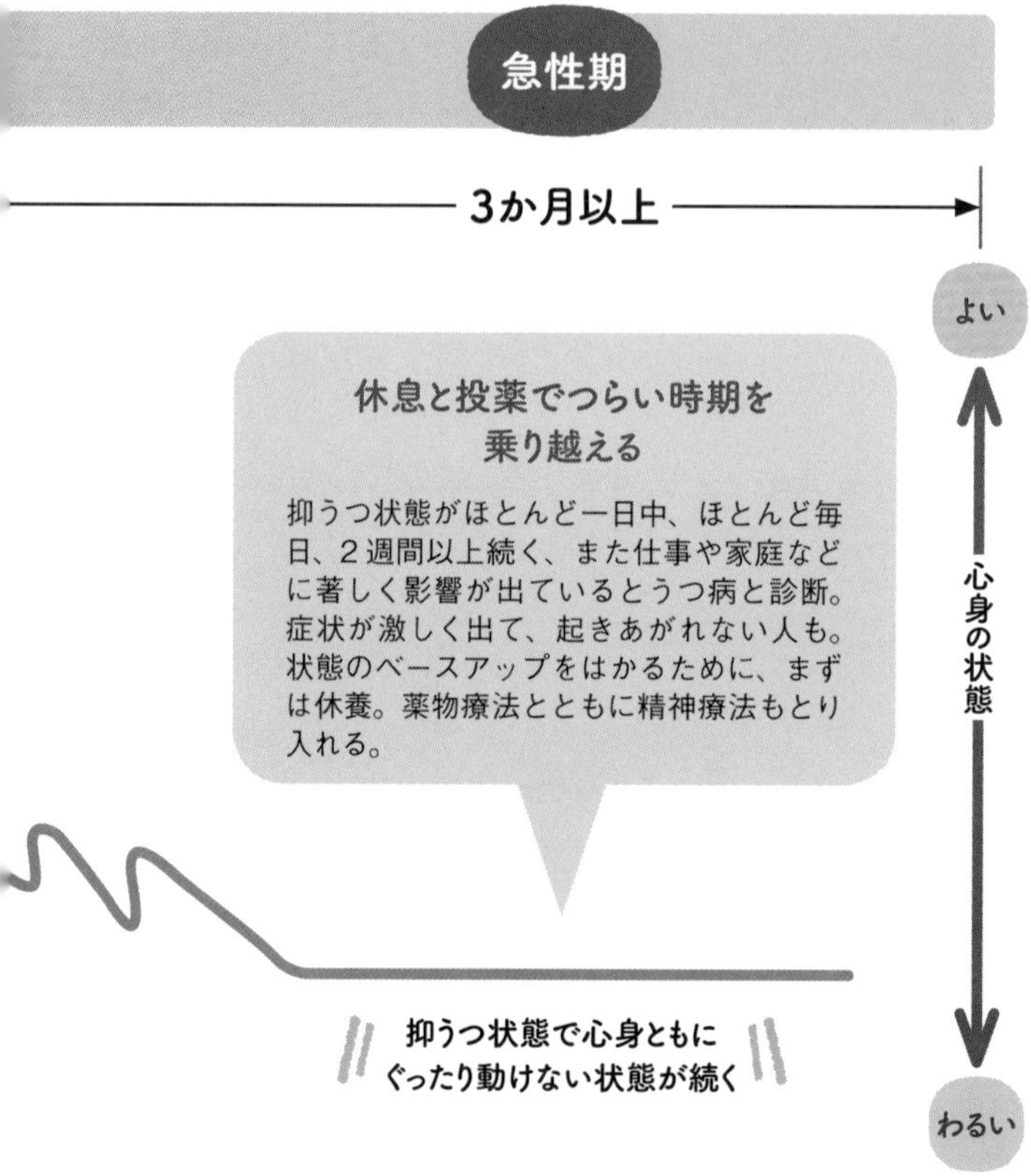
急性期
3か月以上
よい
心身の状態
わるい
休息と投薬でつらい時期を乗り越える
抑うつ状態がほとんど一日中、ほとんど毎日、2週間以上続く、また仕事や家庭などに著しく影響が出ているとうつ病と診断。症状が激しく出て、起きあがれない人も。状態のベースアップをはかるために、まずは休養。薬物療法とともに精神療法もとり入れる。
抑うつ状態で心身ともにぐったり動けない状態が続く

【うつ病の程度をチェック】

A

□憂うつや、気分の落ち込みがある。

□興味や喜びが失われている。

B

□食欲がない、もしくはありすぎる。

□睡眠にトラブルがある。

□そわそわして落ち着きがない、もしくは体が重くて動けない。

□すぐ疲れてしまう。

□自分を責める気持ちになる。

□思考力・集中力が低下している。

□「死にたい」と思うことがある。

※一日中、毎日２週間以上続く場合。

《中等度のうつ病》
Ⓐのなかでどちらか1つ、ⒶⒷのなかで6～7つに当てはまる。

《重度のうつ病》
Ⓐのなかでどちらか1つ、ⒶⒷのなかで8つ以上当てはまる。

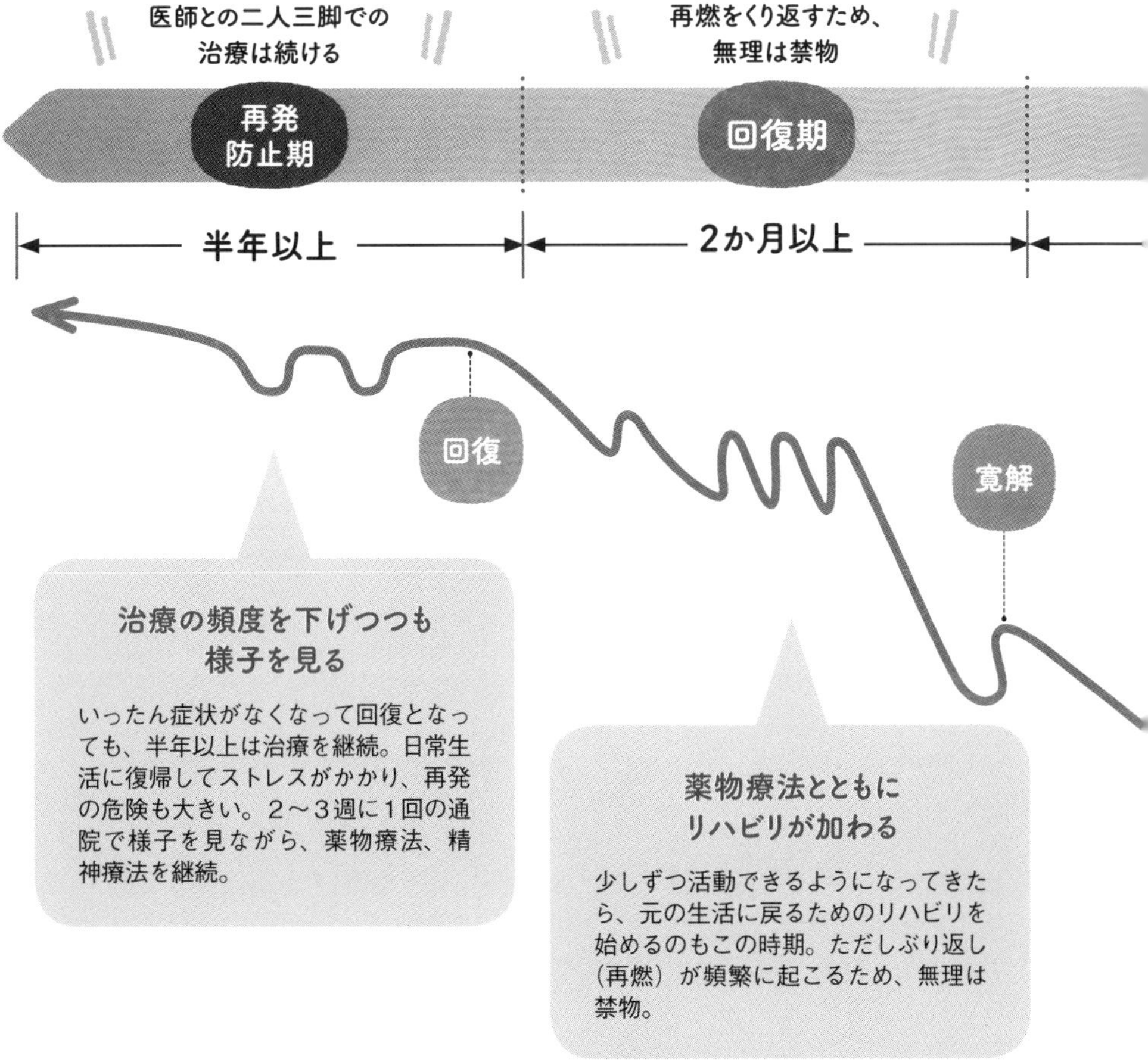
医師との二人三脚での治療は続ける
再燃をくり返すため、無理は禁物
再発防止期
回復期
半年以上
2か月以上
回復
寛解

治療の頻度を下げつつも様子を見る

いったん症状がなくなって回復となっても、半年以上は治療を継続。日常生活に復帰してストレスがかかり、再発の危険も大きい。2～3週に1回の通院で様子を見ながら、薬物療法、精神療法を継続。

薬物療法とともにリハビリが加わる

少しずつ活動できるようになってきたら、元の生活に戻るためのリハビリを始めるのもこの時期。ただしぶり返し（再燃）が頻繁に起こるため、無理は禁物。

基本的な治療

最初はひたすら脳と体を休める。徐々に精神療法を行っていく

うつ病の治療には休養と服薬、精神療法が用いられます。急性期には休養と、医師が話を聞き、共感をもって関わる支持的精神療法に投薬を加えるのが一般的です。

社会復帰に向けてのリハビリのなかで精神療法も行う

治療のはじめに医師は病気の性質、治療の方法や見通し、生活の仕方などを話します。休むにあたっては職場との交渉や家族との話し合いが必要ですが、脳が疲弊した状態で対応するのは困難でしょう。不安なことがあれば主治医にアドバイスを求めてください。

症状が軽減してきたらリハビリ（復職リハ）を開始します。この段階から必要ならば、認知行動療法などの特殊な精神療法のウエイトを増やします。医師や臨床心理士がこれらの精神療法を行う場合もあれば、リハビリ項目のひとつとして認知行動療法のワークなどを行うこともあり

治療期間中に行われること

1 休養と支持的精神療法

仕事や家事をいったんやめ、体を横にしてよく眠ることが大事。休養をとり、心身の疲労をとり除くことから治療が始まる。

2 薬物療法

抗うつ薬などを用いて、乱れている脳機能を整え、安定させる。通常1剤を使用する。
➡P56

3 緊急時・重症時の治療法

薬を2剤以上使っても効果が見られない、希死念慮があるなどのケースでは、rTMS や m-ECT などの治療法を実施することがある。 ➡P22

ます。また、低下した心身の活動性を日常生活のなかであげていく必要があります。家事や読書、運動も大切なリハビリです。

元の生活に戻っても、1年以上は通院し様子を見る

復職後はすぐ通常モードに戻るのではなく、徐々に仕事量を増やしながら様子を見ます。治療後もしばらくは定期的な通院が必要です。

残業も休日出勤もできるようになり、職場でも特別な配慮が不要という状態を半年から1年程度維持できるようになったら「そろそろ服薬をやめて様子を見ましょうか」ということになります。

通院間隔も1か月に一度から3か月に一度ぐらいにしていきます。服薬をやめてからもさらに3か月ぐらいは注意深く経過観察してください。

医師が「もう大丈夫だろうな」と思う頃には、本人も同じように感じていることが多いものです。そうしたら「ここで治療を終了しましょうか」ということになります。

ただし「疲れているのに眠れない」「休みの日も緊張が解けずリラックスできない」「食事がおいしくない」「仕事でミスが増えた」「字面しか読めず本の内容が頭に入らない」など、うつ病を発症したときと同じような症状が続いたら、すぐに受診が必要です。

4 いろいろな精神療法

必要に応じて、認知行動療法や森田療法、マインドフルネス療法などの精神療法を治療のなかにとり入れていく。

➡P62

5 リハビリテーション

復職に向けた「リワークプログラム」などのリハビリテーションに参加。精神療法のほかにPCのスキルアップや運動などのメニューも。社会復帰を目指す。

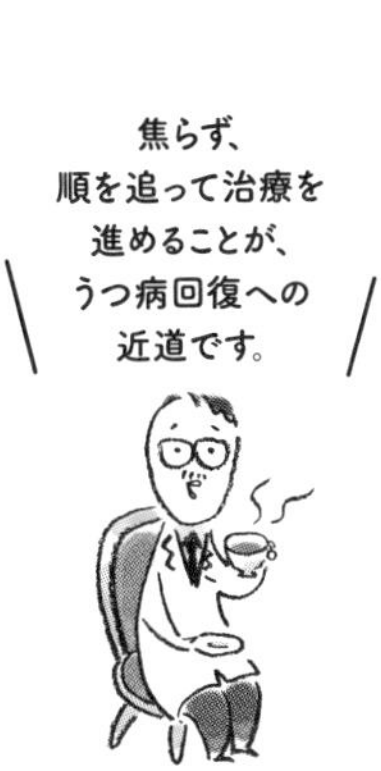
焦らず、
順を追って治療を
進めることが、
うつ病回復への
近道です。

服薬はなぜ必要なの？

薬の働きと副作用を理解する

脳内の神経伝達のメカニズム

1 情報が伝わると神経伝達物質が放出

神経細胞の末端に電気信号の情報が伝わると、神経細胞から神経伝達物質が放出される。

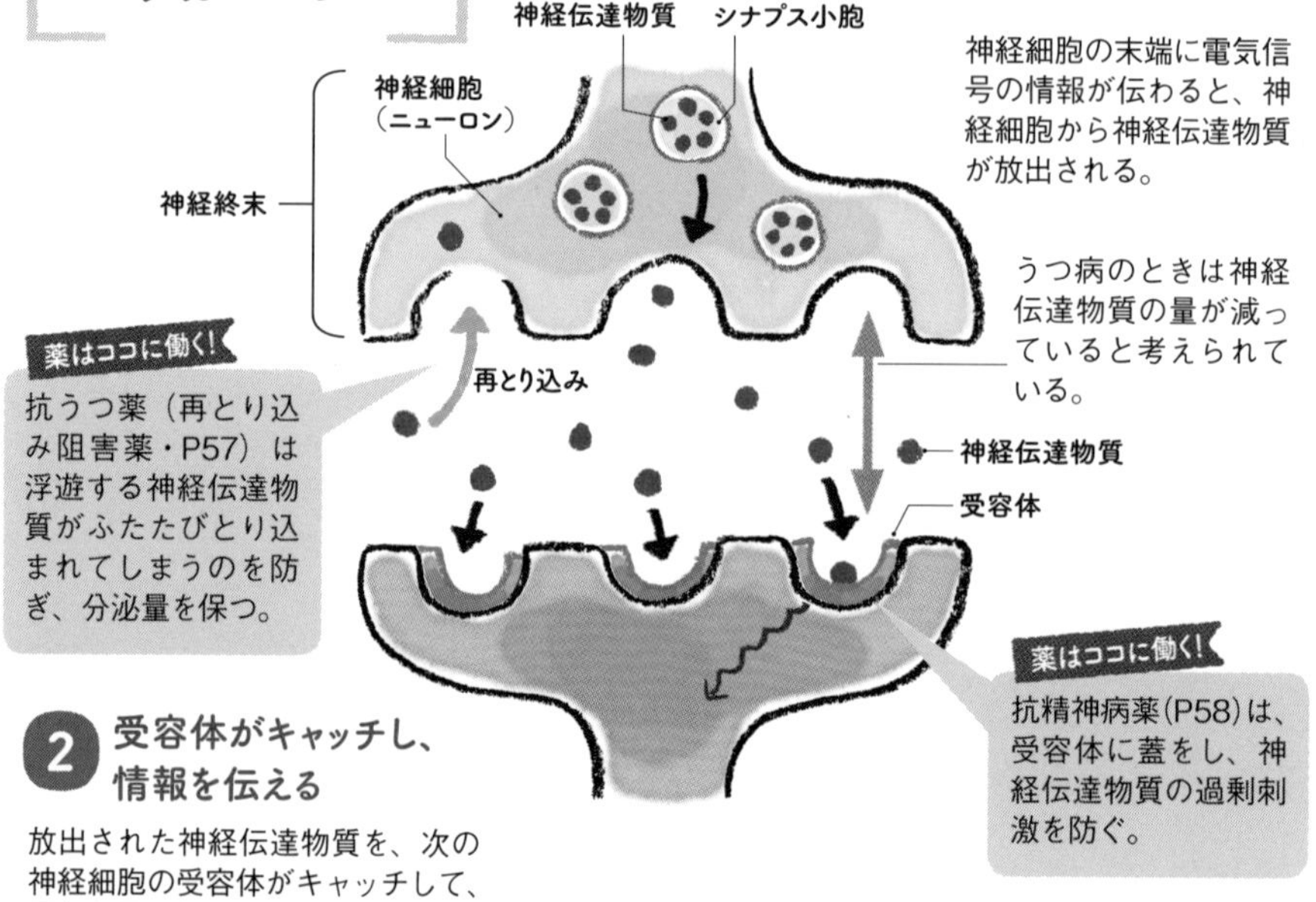

神経伝達物質
シナプス小胞
神経細胞（ニューロン）
神経終末
再とり込み
神経伝達物質
受容体
うつ病のときは神経伝達物質の量が減っていると考えられている。
薬はココに働く！
抗うつ薬（再とり込み阻害薬・P57）は浮遊する神経伝達物質がふたたびとり込まれてしまうのを防ぎ、分泌量を保つ。
薬はココに働く！
抗精神病薬（P58）は、受容体に蓋をし、神経伝達物質の過剰刺激を防ぐ。

2 受容体がキャッチし、情報を伝える

放出された神経伝達物質を、次の神経細胞の受容体がキャッチして、電気信号の刺激が伝わる。

うつ病の原因とされているのが脳内の神経伝達物質の減少です。神経伝達物質は放出された後、放出された部位にふたたびとり込まれます。抗うつ薬は再とり込みを防ぎ、神経伝達物質の放出の減少を防ぎます。

抗うつ薬には数種類あり、一般的には副作用の少ないSSRI、SNRI、NaSSA、S-RIMが選択されます（P57）。

これらの薬でも眠気やだるさなどの副作用が生じます。副作用は服用直後に現れる一方、効果が出るのは2〜3週間後です。当初はつらいかもしれませんが、副作用の多くは一過性です。つらいときは主治医に相談してください。

おもな抗うつ薬

分類名	特徴	一般名（製品名）
SSRI （選択的セロトニン再取り込み阻害薬）	神経伝達物質セロトニンに対して作用。再とり込みを防ぎ、セロトニンの量を増やし抑うつ状態を軽減。吐き気や下痢などの副作用があることも。	パロキセチン（パキシル）、フルボキサミン（デプロメール、ルボックス）、セルトラリン（ジェイゾロフト）、エスシタロプラム（レクサプロ）
SNRI （セロトニン・ノルアドレナリン再とり込み阻害薬）	神経伝達物質セロトニンとノルアドレナリンの再とり込みを阻害。意欲、認知機能を向上。まれに高血圧などの副作用がある。	ミルナシプラン（トレドミン）、デュロキセチン（サインバルタ）
NaSSA （ノルアドレナリン作動性・特異的セロトニン作動性抗うつ薬）	セロトニンやノルアドレナリンに対する受容体の働きを妨げることで、両者の放出を促す。眠気、食欲増進などの副作用がある。	ミルタザピン（リフレックス、レメロン）
S-RIM （セロトニン再とり込み／セロトニン受容体モジュレーター）	セロトニンの再とり込みを阻害し、かつセロトニン受容体の働きを調節。比較的に副作用が少ない。	ボルチオキセチン（トリンテリックス）
三環系・ 四環系抗うつ薬	古いタイプの抗うつ薬。複数の神経伝達物質に効果を発揮するが、副作用が強い。ＳＳＲＩやＳＮＲＩでは効果が得られないときに使用。	三環系：イミプラミン（トフラニール）、アミトリプチリン（トリプタノール）、ノルトリプチリン（ノリトレン）など 四環系：ミアンセリン（テトラミド）など
その他	●**トラゾドン（レスリン、デジレル）** セロトニンに働き、不安や焦りが強いときに使用。眠気などの副作用がある。 ●**スルピリド（ドグマチール）** ドーパミンに働く。食欲や意欲を引き出す効果がある。	

その他の使われる薬

種類	特徴
抗精神病薬	セロトニン・ドーパミン拮抗薬。妄想や幻覚、激しい興奮など精神症状が出ているときに使用。神経伝達物質の過剰分泌を調整する働きがある。
気分安定薬	気分の波をおさえる。抗うつ薬と一緒に使うことで、効果を増強することがある。
抗不安薬	中枢神経系に働き、不安や緊張などをやわらげる。眠気が強く出ることがあり、やや依存性が高い。
睡眠薬	うつ病になると真っ先に睡眠障害が現れやすい。脳を鎮静化させ、安定的な眠りをもたらす。

アルコールはダメ、風邪薬はOK、のみ忘れに注意

抗うつ薬を服用しているあいだ､飲酒はタブーです。アルコールの作用で薬が効きすぎたり効きづらくなったりします。思考力が低下し衝動性が強くなることもあります。服用中は成分がつねに血中にあるので、いつ飲酒してもわるい作用が出ます。

風邪薬とののみ合わせはほとんど問題がありませんが、服用中の別の薬があるなら、主治医にお薬手帳などを見せて確認しましょう。

のみ忘れたと気づいたらすぐに服用し、自己判断で減らしたり中断したりしないように注意してください。

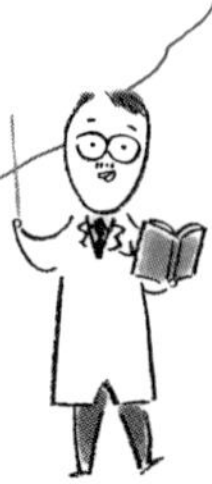

Part3

自分でできる再燃・再発予防

これ以上
うつ病をくり返さないために
生活の土台をつくる

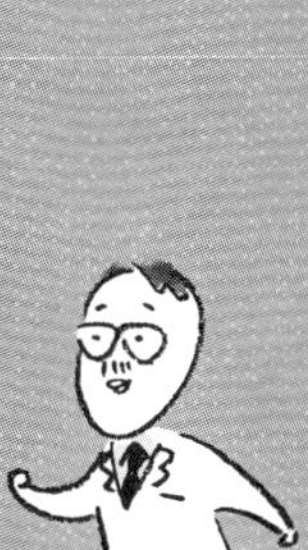

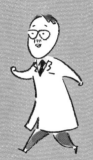

うつ病になっているとき、
またなりかけているときは、
生活リズムが乱れがちです。
再燃・再発を防ぐために、
生活そのものを安定させていきましょう。

再燃・再発予防の生活

毎日の生活にリズムを。簡単にできることを続ける

うつ病になると、不眠や食欲不振などの症状が現れ、徐々に生活リズムが乱れていきます。うつ病のぶり返しに気づくためにも、生活パターンをつくり、暮らしのリズムを整えておきましょう。

生活の基本をつくり、不安や焦りへの対処法を身につける

基本は規則正しい食事と運動、睡眠です。一日三度、決まった時間に食事をとり、日中に体を動かし、夜はきちんと睡眠をとりましょう。

運動というと「ジムに通わないと」などと考えがちですが、自宅でラジオ体操やスクワット、散歩をするだけでも効果的です。降車駅のひと駅前で降りて歩くだけでもいいのです。とくに通勤時に歩く時間は、仕事と家庭を切り離す気分転換の効果もあります。体力維持にもつながります。緊張感や不安、焦りなどが生じたら、深呼吸の習慣をもちましょう。自律神経が整い、心身が落ち着きます。

また、趣味のある人はうつになりにくいといわれています。特別なことでなくていいのです。自分にとって気分転換になること、お金をかけずにストレスなく長続き&簡単にできることを、コツコツと続けていくとよいでしょう。再発予防効果も高まります。

「必ずよくなる」と信じて日々を過ごす

重症度が高いうつ病の場合、回復まで数年以上かかることもあります。しかし、うつ病は認知症のように悪化の一途をたどる病気ではありません。治療を続ければ必ず改善しますし、再発も予防できます。本人がそれを信じて日々を過ごすことが大切です。

うつ病をくり返していると、社会生活が継続できなくなり、自己嫌悪におちいることも多いかもしれません。自分の脆弱さに目を向けるのはつらいことかもしれませんが、弱点があれば、長所もあるはずです。自分のよい面を見つめ、伸ばしていけばいいのです。家族も本人のよいところを認めてあげてください。自己肯定感が高まり、治療によい影響を及ぼします。

うつ病の人はひとりでがんばる傾向があります。家族や親友、医師や心理職などに頼れるようになると、気持ちに余裕が生まれるでしょう。

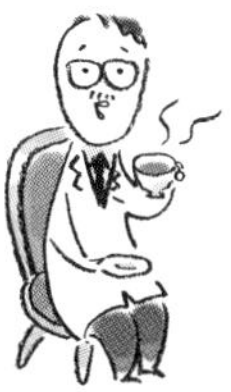

生活のベースを整えると、
うつ病は再発しにくくなるだけでなく、
ふたたび調子を崩したときに
気づきやすくなります。

精神療法

自分に合った精神療法で、暮らしへの向き合い方を変える

うつ病の治療として行った精神療法から得たことを、治療が終わった後も生活のなかにとり入れ、自主的に継続することをおすすめします。

治療期間に行った療法をとり入れる

精神療法とは、患者さんの考え方や感じ方、行動パターンにアプローチし、心の問題を解決していく方法です。薬のように直接体に働きかけるわけではないため、即効性はありませんが、続けているとストレス対応力が高まり再発予防に効果的です。

自ら習得できる精神療法には認知行動療法やマインドフルネス認知療法、森田療法などがあります。

ものごとの捉え方が悲観的で、人の言動をわるい方に受けとりがちな人は、認知行動療法で自分の考え方のクセに気づき修正していきます。森田療法は自分の意識を「いま、ここ」に集中し、未来の不安や過去の

自分で学ぶ・実践するためのステップ

STEP1

主治医や心理職に適した学習方法を教えてもらう

うつ病の治療法は一人ひとり異なる。自主学習として精神療法をとり入れる際には、主治医や担当の公認心理師（臨床心理士）などに、精神療法を自分で理解する適した方法を教えてもらう。

STEP2

書籍や動画などで理解を深める

書籍や動画などで理解を深めることができる。ただし玉石混交なので、医療的な監修が入っているかなど、著者、制作者、演者のバックグラウンドをよく確認して選ぶことが欠かせない。

後悔などの囚われから脱するというものです。また、マインドフルネスは瞑想と深呼吸により「いま」に意識を集中させるという思考法です。

こうした精神療法は、医師や心理職のカウンセリングや復職に向けたリハビリで行われます。またワークブックや書籍などで自主的に学ぶツールもたくさんあります。精神療法のエッセンスを、日常生活のなかでも保つことが、うつ病の大きな再発予防になります。

自分に適した精神療法を選び、無理せず続ける

ただし、これらの精神療法には向き不向きがあります。たとえば認知行動療法は、論理的にものごとを理解したい人には向きますが、感覚的理解のほうが優先される人のなかには、うまくできないと言う人もいます。精神療法に優劣はないので、自分に適したものを見つけてください。

これまでに身につけてきた思考のクセは、自分ではなかなか気づくことができません。修正してもすぐに元に戻ってしまいます。できれば家族の協力を得て、疾病教育を一緒に受けてもらったり、精神療法について学んでもらったりするとよいかもしれません。思考のクセが現れたとき、家族から「ゼロか100かの極端な考え方になっていない？」などとアドバイスしてもらうと、修正しやすくなるでしょう。

STEP3

患者さん向けのレクチャーなどに参加

学会、医療機関、患者団体や非営利活動法人などが患者さん向けに主催する公開講座やワークショップに参加する方法もある。

うつ病に効果的＆自分で学べる精神療法

ふたたびうつ病にならないためには、ものごとに対する考え方や行動パターンを修正していく必要があります。医療者との治療の時間だけでそれを行うのは困難。普段の生活のなかで自主的に学び、意識して実践していくことが大切です。

認知行動療法

認知のゆがみをとり除き、行動を変えていく

ものごとの考え方（認知）を見直すことにより、感情や行動を変え、環境への向き合い方を変えていく精神療法のひとつです。

人はストレスを受けて動揺すると、その人特有の認知のゆがみが現れやすくなります。過剰に悲観的・楽観的になったり、ゼロか 100 かの思考におちいったりする非合理的な考え方は、不安や抑うつ状態を招きます。

認知行動療法では、ある場面に直面したとき、自然と頭に浮かぶ思考（自動思考）の根拠を考え、それが必ずしも事実ではないことをさまざまな角度から検証します（反証）。それによってバランスのよい思考を身につけ、行動パターンを変えられるようになります。

【7コラム法で認知行動療法を実践】

Example

できごと	ストレスを感じたできごとや場面。	職場で誰も話しかけてくれない。みんなは食事に行ってしまった。
気分（%で表現）	そのときの気分と、その程度を%で表現。	不安（80%）いら立ち（40%）さみしさ（80%）
自動思考	そのときに自動的に頭に浮かんだ思いや考え。	私は仕事が遅いので、みんなから嫌われている。
根拠	そう思考するに至った根拠。	仕事が終わらない。食事に行く時間がない。
反証	その思考を否定するための考え。	今週、ほかの人より新規案件を多く抱えていた。みんなはそれを知っていて気をつかってくれたのかも。
バランスのよい思考	根拠と反証の結果得られたバランスのよい考え。	今週は仕事量が多いのを知っていて、みんなは気をつかって声をかけなかった。
気分の変化	それによってどのように気分が変化したか。	不安（20%）いら立ち（10%）さみしさ（10%）やる気（20%）

森田療法

神経質性格の人に向く。不安を認めることで増幅を防ぐ

大正時代、精神科医の森田正馬《まさたけ》によって、神経症（ノイローゼ）の治療法として生み出された精神療法。不安や恐怖への感受性が高く、完璧を求める神経質性格の人に効果があります。不安や恐怖は「よりよく生きたい生への欲望」。自分のなかにあっていいものだと捉え直すことで、それらの増幅を防げると考えます。

まずは、森田の著作、専門の治療者による自主学習用の書籍や動画などで学ぶのがよいでしょう。

【森田療法はこんな人におすすめ】

- □理想が高く、なにごとも完璧にやらないと気が済まない。
- □細かいことが気になり、すぐに不安になりやすい。
- □ささいなことにも過敏に反応してしまう。
- □内向的な性格で、くり返し思考する傾向がある。
- □衝動性が高く、突然怒りがわきやすい。
- □自意識が強く、劣等感を抱きやすい。

不安
わるく思われたらどうしよう……。

欲望
もっと人に好かれたい、認められたい。

不安と欲望は表裏一体の存在だと認めると、不安に注目しすぎずに済む。

マインドフルネス認知療法

瞑想を用いて身体に注意を集中させる

仏教（禅）の瞑想に由来する治療法。うつ病の再発予防への効果が実証されています。身体に起こる微細な感覚を通じて、いまこの瞬間に起きていることに気づき、注意を集中させていきます。こうした体験で従来の思考の枠組みから外れ、自然と認知を変え、ありのままの自分を受け入れられるようになります。

書籍や動画で学んだり、クリニックなどで行われるワークショップに参加したりするのもいいでしょう。

【マインドフルネスのさまざまな瞑想法】

呼吸瞑想
自分の呼吸を意識し観察することで心を安定させる。

ボディスキャン
全身をスキャンするように各部位に意識を向け、微細な感覚を受けとる。

歩く瞑想
歩行中の足裏の感覚や脚全体の動き、重心やバランスなどに意識を向ける。

座る瞑想
安定した姿勢で瞑想する。感覚や思考を観察し、リラックス状態に。

ヨガ瞑想
身体を伸ばし、筋肉を緊張・弛緩させ、身体感覚に注意を向ける。

イーティング
レーズンや白米ひと粒を口に含み、口のなかの感覚の変化を観察。

生活にリズムがあれば、再発の異変も察知しやすい

当たり前のことを淡々と行う

再発予防に大事なのは、睡眠と食事、日中の活動・運動という基本的生活パターンを整えること。うつ病は脳の病気なので睡眠不足は大敵です。就寝時刻を守り、睡眠を確保します。生活リズムに異変があれば、再発の徴候だと察知できます。まずは活動記録で自分の生活を見直してみましょう。

基本の生活リズム

睡眠

寝る時間を決めて、6～7時間を確保する

うつ病は、脳機能の不具合によって起こる（P56）。睡眠不足は大敵。毎日６～７時間は眠り、脳を休めることが大切。ポイントは起床時間を設定してベッドに入ること。平日だけでなく休日もできるだけ起床時間を守る。

食事

栄養バランスのよい食事を3食。自律神経も安定しやすい

栄養バランスがよい食事を３食とる。栄養をとることで活動するためのエネルギーが生まれる。また腸と脳には相関関係があり、胃腸の調子がよくなり、自律神経も安定する。

運動＆活動

平日・休日問わず日中は起きて活動する

平日でも休日でも、日中活動・運動をする。体を動かすことで食欲がわき、夜になると自然と眠りにつくことができる。家事や仕事などの活動以外に筋トレや有酸素運動などの運動の時間を設けるとよい。

STEP 1 活動記録表で一日をふり返る

時間ごとに書き込めるバーチカルタイプのスケジュール帳などを使い、その日のできごとを記録。自分のなかで問題となっている気分の程度を 0（最悪）～100（ベスト）で示し、行動と気分の関係を確認。

【活動記録表】（問題となる気分：抑うつ気分）

	7月1日（日）	気分の程度
7：00～ 8：00		
8：00～ 9：00		
9：00～10：00		
10：00～11：00		
11：00～12：00		
12：00～13：00	起床（寝坊）	30
13：00～14：00	ベッドでゴロゴロ	30
14：00～15：00	コンビニ・昼食	50
15：00～16：00	TV	50
16：00～17：00	TV	50
17：00～18：00	ゲーム	40
18：00～19：00	コンビニ・おかし	30
19：00～20：00	スマホ	40
20：00～21：00	夕食（レトルトカレー）	30
21：00～22：00	スマホ	30
22：00～23：00	スマホ	20
23：00～24：00	スマホ	10
24：00～ 1：00	スマホ	10
1：00～ 2：00	入浴・就寝（寝つけない）	10

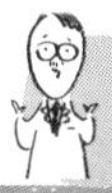

1週間毎日記録をとれればベスト。おっくうだったら、気分が乱れた日、生活リズムが乱れた日だけでも記録してみましょう。

\\ check //

休日になると大幅に寝坊

仕事など活動しなければならない用事がある平日と比べ、休日は寝坊しがち。寝すぎることで、生活リズムが乱れ、翌日の朝がつらくなる。

\\ check //

日中に体を動かしていない

日中体を動かさずに過ごしてしまうことで、活動に関わる自律神経（交感神経）がうまく働かなくなる。

\\ check //

食事抜き＆時間が乱れる

寝坊したこと、日中体を動かさないことによって、3食きちんと食事をとれず、さらに食事の時間も乱れてしまう。

\\ check //

ずっとTV・スマホ漬け

横になってゴロゴロとTVやスマホを眺めていると、あっという間に時間が経つ。しかしモニター類を見すぎたことで目は疲れ、脳はグッタリ。

\\ check //

就寝時間が遅くなる

寝る時間がうしろ倒しに。一日の過ごし方を誤ると、夜になるにつれて後悔の念が増してしまう。

STEP 2 ざっくりと生活の枠組みをつくる

細かい時間割でなくてもかまわない。ざっくりとした生活の枠組みをつくる。リズムを乱さないために、平日も休日も基本的には同じ枠組みで生活する。とくに起床時間と就寝時間はずらさないように。

【生活の枠組み】

平日・休日共通

		平日	休日
朝	7：00～ 8：00	起床→朝食	
	8：00～ 9：00	通勤	散歩
	9：00～12：00	仕事	趣味の活動／買いもの／図書館／習いごと／友人や親しい人と会う
昼	12：00～13：00	昼食	
	13：00～15：00	仕事	趣味の活動／買いもの／図書館／習いごと／友人や親しい人と会う
	15：00～16：00	休憩	
	16：00～18：00	仕事	趣味の活動／買いもの／図書館／習いごと／友人や親しい人と会う
夜	18：00～19：00	通勤	散歩
	19：00～20：00	夕食	
	20：00～22：00	リラックスできること／団らん／TV・スマホ・ゲーム／読書	
	22：00～23：00	入浴→ストレッチ	
	23：00～24：00	24時までに就寝	

check
体を動かす時間をつくる
1日2回程度は運動の時間を設ける。平日忙しい場合は通勤時間にウォーキングをとりいれてもいい（P71）。

check
食事のタイミングを固定
生活リズムを乱さないようにするため、休日も3食の時刻は平日と同様に。

check
起床＆就寝時間を固定
睡眠時間をほぼ7時間確保するため、起床＆就寝時間は平日も休日も同じ時刻に固定する。

check
自由時間はリミットを決める
好きなこと、リラックスできることは時間を忘れがち。リミットを決めておく（P73）。

check
寝る前1時間で睡眠の準備を
就寝1時間前までに、入浴やストレッチをすると眠りにつきやすくなる（P70）。

STEP 3 活動記録表で変化を見る

生活時間の枠組みを変更してから、一日の過ごし方と問題となる気分がどのように変化しているかを確認してみよう。定期的に活動記録表をつけると、自分の生活の状態を客観的に把握できる。

【活動記録表】（問題となる気分：抑うつ気分）

	8月3日（日）	気分の程度
7：00～ 8：00	起床・朝食（パン）	30
8：00～ 9：00	散歩	40
9：00～10：00	図書館で読書	40
10：00～11：00	図書館で読書	60
11：00～12：00	カフェに移動して読書	60
12：00～13：00	昼食（ハンバーグ定食）	50
13：00～14：00	移動・帰宅	70
14：00～15：00	マインドフルネスの動画を見る	80
15：00～16：00	休憩（ぼんやりしていた）	60
16：00～17：00	親に電話	60
17：00～18：00	移動・スーパーに買いもの	60
18：00～19：00	移動・帰宅・料理	70
19：00～20：00	夕食（焼き魚、ごはん、味噌汁）	60
20：00～21：00	TV	80
21：00～22：00	TV	80
22：00～23：00	ストレッチ・入浴・瞑想	90
23：00～24：00	就寝	90

check

外出が運動＆気分転換に

読書は自宅でもできるが、あえて図書館やカフェなど、自宅から出て別の空間に移動することで運動＆気分転換になる。

check

精神療法で再発予防

精神療法に触れる時間があると、うつ病の再発予防に有効（P62）。問題に前向きにとり組む姿勢が大事。

check

家事に楽しみを見出す

買いものや料理などの家事に楽しみを見つけると、生活の質が向上する（P71～72）。

check

以前の活動記録表と比較

以前の活動記録表と、現在のものを見比べ、自分の行動と気分の傾向を客観的に理解する。

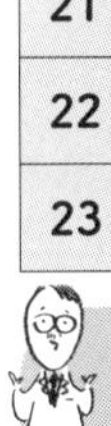

生活の枠組みは、仕事や遊びのイベントや、体調不良の日があると乱れやすいもの。ひとりで生活を立て直すのが難しいときは、迷わず主治医に相談してください。

運動や趣味の時間を増やし、「心が疲れない時間」をもつ

反芻思考をしなくて済む

体を動かしているとき、好きなことに没頭しているとき、別のことを思考するのは困難です。なにかに思い悩み、焦りや不安にとらわれそうになったら、運動や趣味（好きなこと、楽しいこと）を始めるといいでしょう。体を動かすことによって、反芻（ぐるぐる）思考から解放されてラクになります。

運動で再発予防

運動習慣をもつことで生活リズムが整いやすくなる。
手軽にできるものに挑戦！

筋トレ

ペットボトルスクワットで体幹も鍛える

ペットボトルを手に持ちスクワット。下半身とともに体幹も鍛えられ、体を動かすのがラクになる。

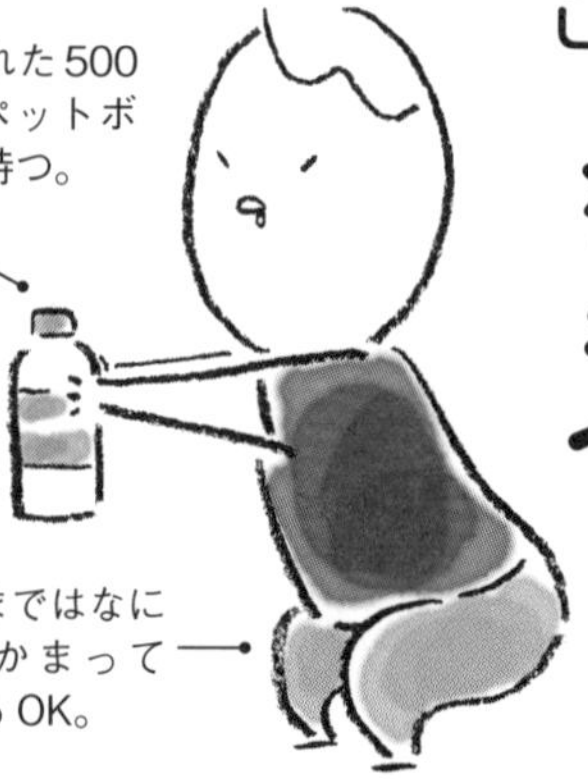
水を入れた500 mL のペットボトルを持つ。
慣れるまではなにかにつかまって行ってもOK。

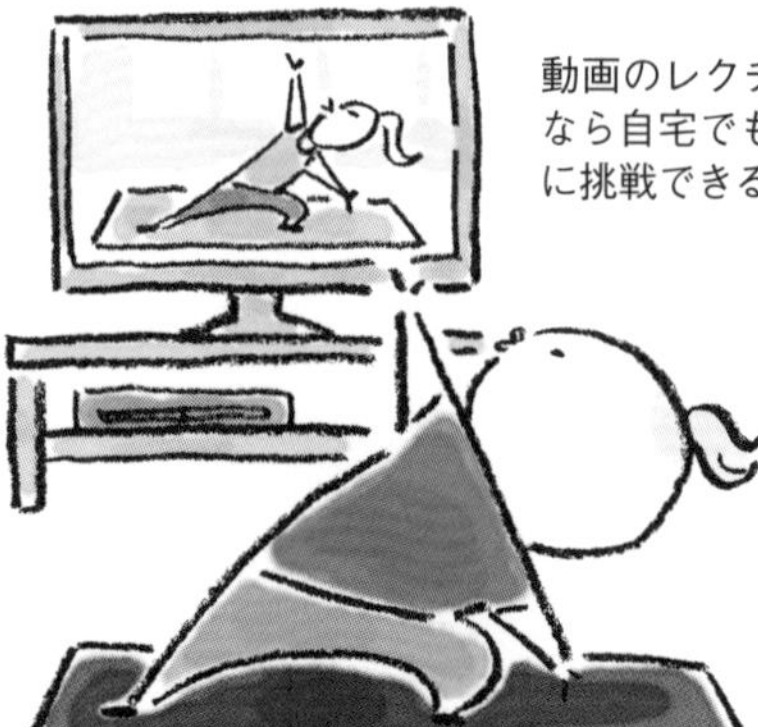
動画のレクチャーなら自宅でも簡単に挑戦できる。

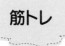

ヨガ

ストレッチ＆瞑想のダブル効果

呼吸を大切にしながらポーズをとるヨガは、体を伸ばすストレッチ効果と、心を集中させる瞑想の効果の両方がある。寝る前の習慣におすすめ。

運動　一日30分以上の運動で再発予防

運動には抗ストレス作用や抗うつ作用があるとされています。

一日 30 分以上の散歩やラジオ体操などの有酸素運動、軽いスクワットなどの簡単な筋トレを習慣にしましょう。

日中に筋トレをしておくと深い眠りに誘い、眠りにつきやすくなります。

家事

手足の動きを意識して家事を運動に

家事も体の動きを意識すれば立派な運動に。窓拭き、掃除機かけ、床掃除、洗濯、洗車、草むしり、風呂掃除などは散歩や軽い筋トレと同程度の運動量がある。

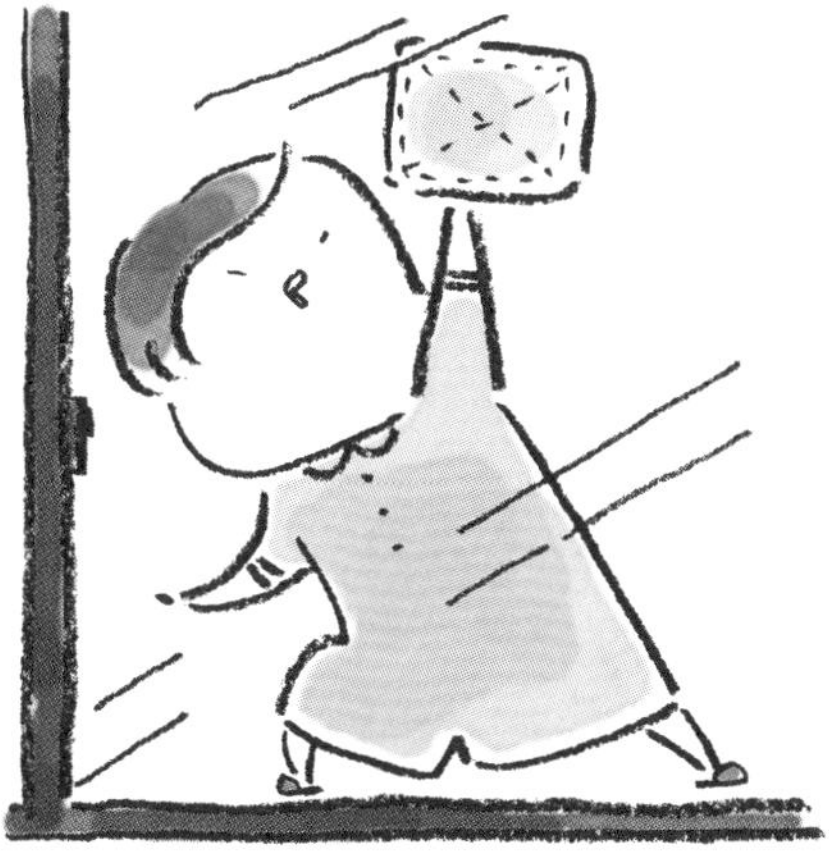

散歩

誰でもできる代表的な有酸素運動

一日30分程度のウォーキングがおすすめ。仕事で時間がとれないなら、通勤・移動のひと駅ぶんを歩くとよい。

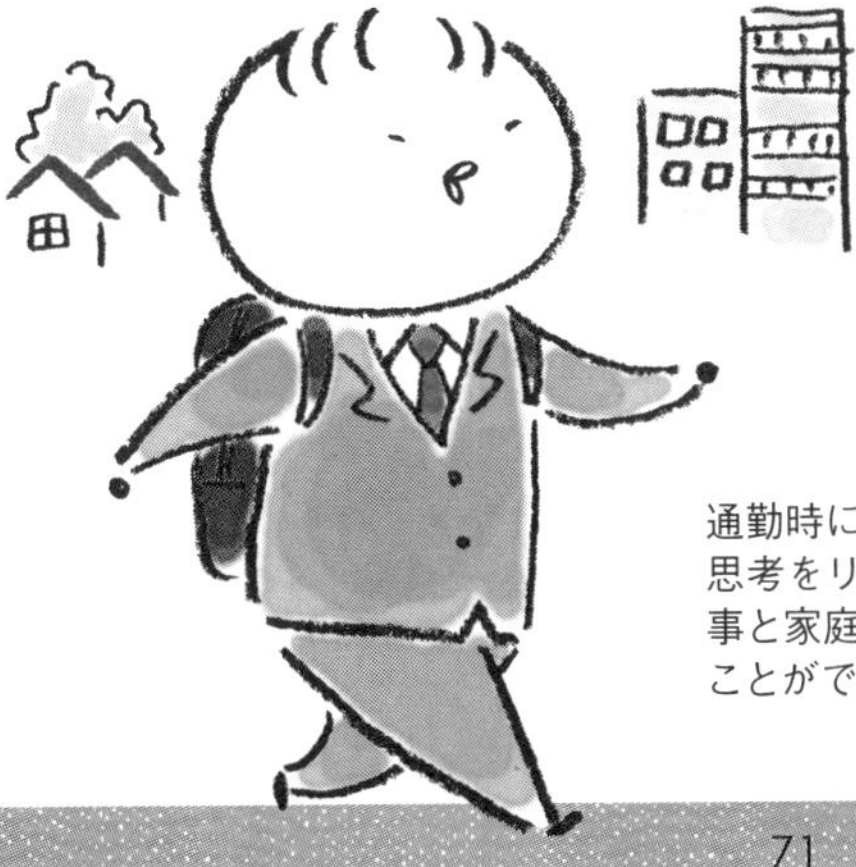

通勤時に歩くことで思考をリセット。仕事と家庭を切り離すことができる。

気分の落ち込み、
不安や焦りを感じるときは
散歩をすすめています。
運動効果はもちろん、
見ている風景が変わることで
気分も変化します。

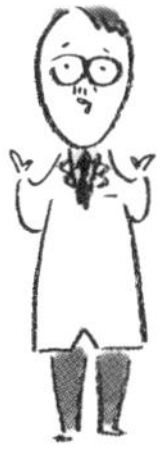

趣味　楽しく没頭できることを見つける

日々の生活ではどうしてもストレスがたまってくるものです。好きなことをして、ストレス解消の時間を設けましょう。楽しみがとくにないという人は、日常生活でみんなに喜ばれることに挑戦してはいかがでしょう。

レシピ集を見ながら凝った料理にチャレンジしてみたり、野菜を苗から育ててみたり、DIY で棚をつくったり。自分のとり組んだことで、家族や周囲の人が笑顔になれば、喜びも大きく、やる気もわきます。

自宅でできる趣味で再発予防

スクールに通ったりするのはちょっとハードルが高いもの。自宅で簡単にできることに楽しみを見つけてみよう。

料理

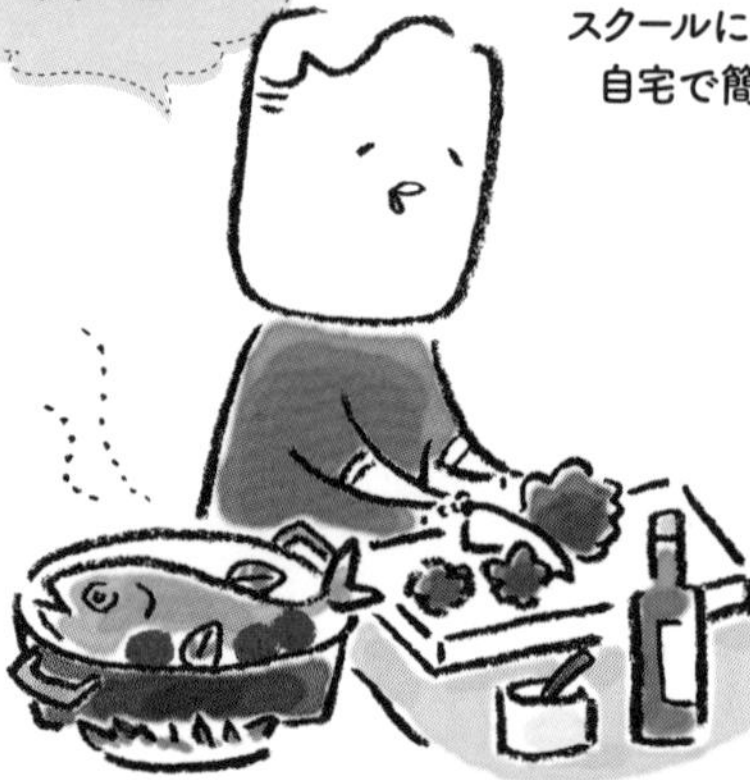

脳トレ効果が高く みんなに喜ばれる

レシピに則り手順を考えて料理をつくる一連の作業は脳トレ効果が高いともいわれる。作業に集中でき五感も刺激される。できあがると達成感があり、周囲から喜ばれる。

園芸、DIY、
楽器演奏、手芸など、
自宅でできるものは
たくさんあります。
休日にホームセンターに行って
テーマを探してみるのも
いいかもしれません。

家庭菜園

野外で健康的。育てる＆食べる楽しみがある

野菜やフルーツなどの栽培は、植物を育てる楽しみだけでなく、収穫して食べる楽しみもある。日中、太陽の光を浴びて活動するため、健康的な趣味。

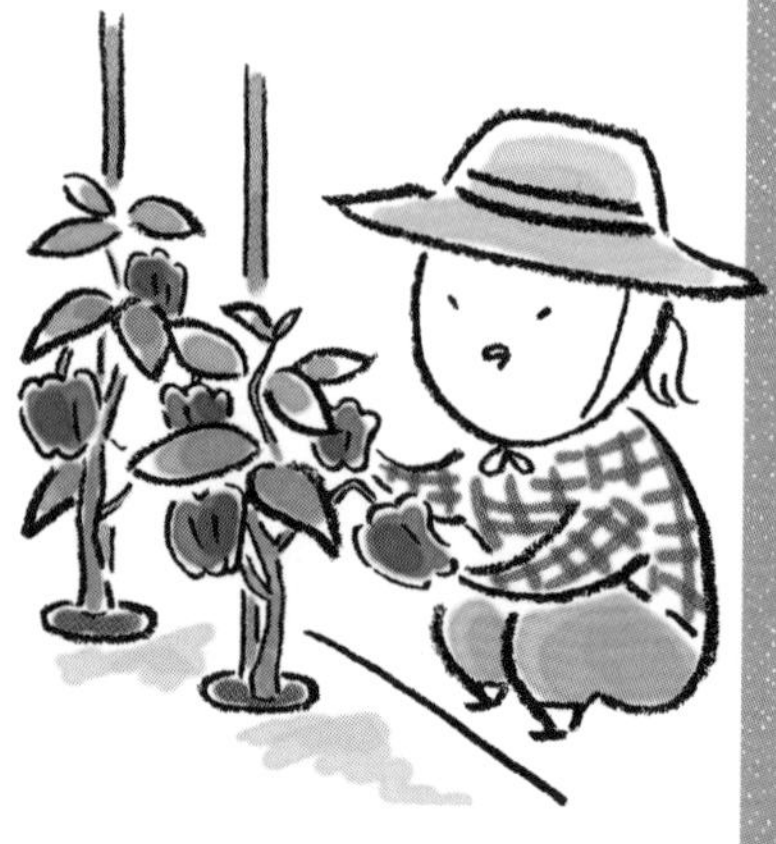

依存性の高いリラックス方法にはルールを設ける

気分転換が「飲酒」という人は、依存症への注意が必要です。飲酒によってつらい気持ちが紛れ、気持ちがしずまったり、問題を忘れたりすることがあるかもしれません。しかしこれらはアルコールの影響で、根本的な問題の解決にはなりません。いつのまにか酒量が増え、お酒に依存する生活におちいります。ゲームやスマホもアルコール同様に依存性が高いため、注意が必要。時間に制限を設けましょう。

スマホやゲーム、お酒に注意

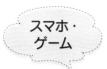

常習性、依存性が高い趣味は癒やし効果以上に、心身への弊害が大きい。制限を設けることが大切。

スマホ・ゲーム

切り上げるしくみをつくっておく

SNSや動画視聴、ゲーム……スマホやパソコン、テレビのモニターから離れられなくならないように、夕食と入浴のあいだなど、生活の枠組みのなかにあらかじめとり組む時間を決めておく（P68）。タイマーなどを使って、区切りを明確に。

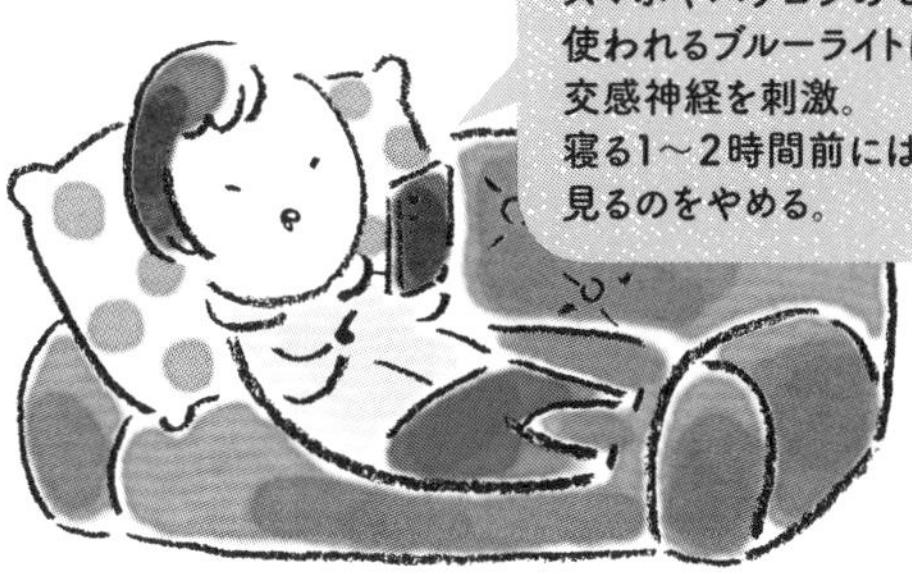
スマホやパソコンのモニターで
使われるブルーライトは
交感神経を刺激。
寝る1～2時間前には
見るのをやめる。

アルコール類

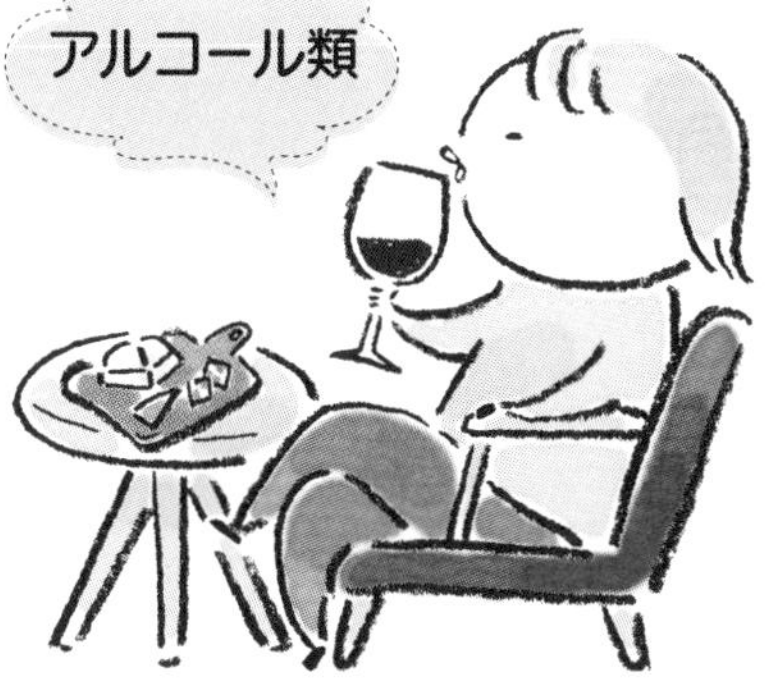

つらい気持ちを癒やすためには飲まない

飲酒が趣味の場合は一日の酒量を守る。ただし不眠対策の寝酒として飲んだり、抑うつ気分を解消するために飲んだりするとアルコール依存症に発展する危険大。あくまで楽しい気分のときだけ飲酒するように。

【1日の酒量の目安】

種類	目安量	アルコール度数
ビール	中びん1本（500mL）	5%
日本酒	1合（180mL）	15%
ワイン	グラス1.6杯（200mL）	12%
焼酎	グラス1/2杯（70mL）	35%
ウイスキー	ダブル1杯（60mL）	43%

出典：「主な酒類の換算の目安」（厚生労働省）より作成

不安になったら腹式呼吸。対処できる自信をもつ

呼吸が直接的な不安の解決手段になる

不安やうつを解決するためのもっとも簡便な方法は腹式で行う深呼吸です。「不安になったら深呼吸」と覚えておきましょう。ゆったりとした腹式呼吸を５分間くり返すだけで、副交感神経が優位になり、リラックスできます。いつでもどこでもできるので、日頃から習慣づけておきましょう。

腹式呼吸をマスター

腹式呼吸ならどこでもすぐに行うことができる。
緊張、不安、焦り、抑うつ気分など
ネガティブな感情が出たら、即実践。

1 鼻から息を吸い込み、お腹をふくらます

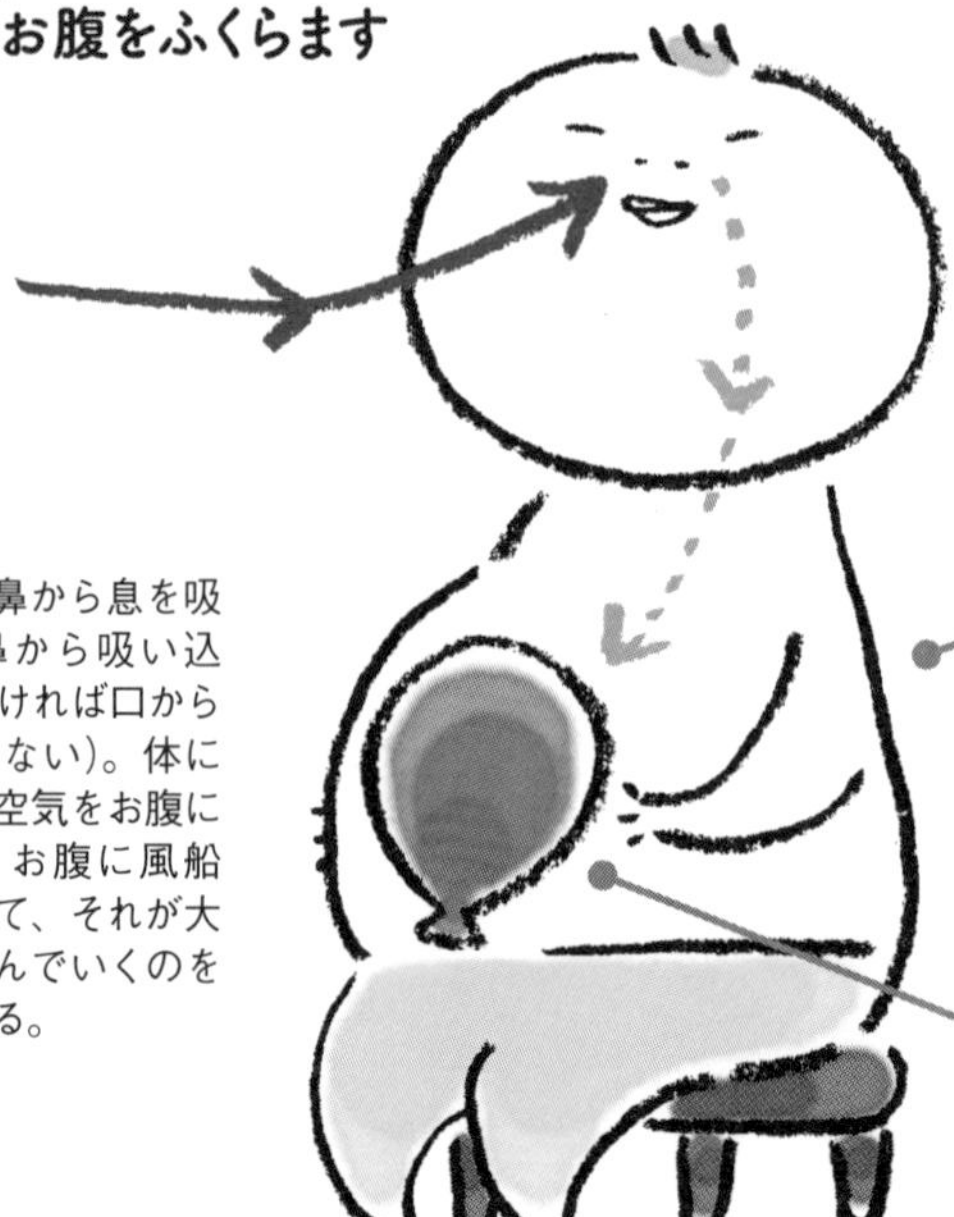

ゆっくりと鼻から息を吸い込む（鼻から吸い込むのが難しければ口からでもかまわない）。体にとり込んだ空気をお腹に送り込む。お腹に風船が入っていて、それが大きくふくらんでいくのをイメージする。

椅子に座っているときは、椅子の背にもたれてもよいが、背筋はまっすぐに、お腹をゆったりと。

お腹に手を当てながら行う。大きな風船が入っているイメージで。

呼吸がうまくできない人は　片鼻呼吸を試してみよう

呼吸は普段無意識で行っています。いきなり意識して行おうとすると、うまくできない人も。そんなときは鼻呼吸の練習をしてみましょう。片方の鼻だけで息を吸ったり吐いたりしてみると、呼吸を観察でき、自分の意思で呼吸をコントロールできるようになります。

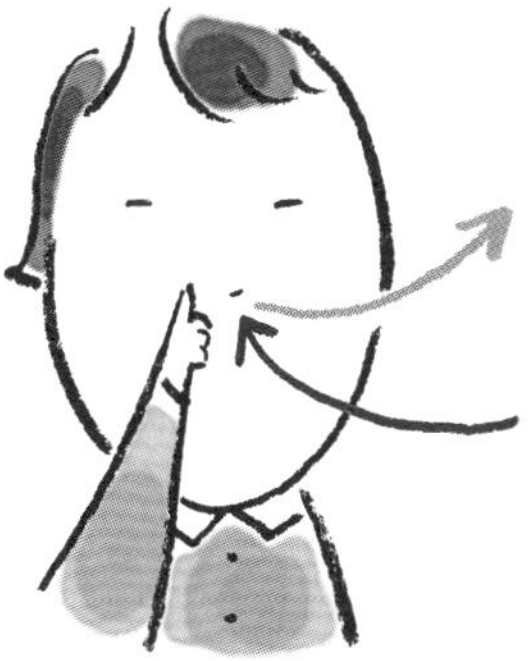

①右側の鼻の穴を押さえ、左側の鼻の穴で呼吸。
②両側の鼻の穴を押さえ、息ができないことを実感。
③左側の鼻の穴を押さえ、右側の鼻の穴で呼吸。
④最後に手を放し、両側の鼻の穴で呼吸をする。

2 吸ったときの倍以上の長さで息を吐き出す

❶でイメージしたお腹の風船が、どんどんしぼんでいくように口から息を吐き出す。一気にハーッと吐くのではなく、細く長く吐いていく。吸い込んだ時間の倍以上の長さでゆっくり吐くのがコツ。

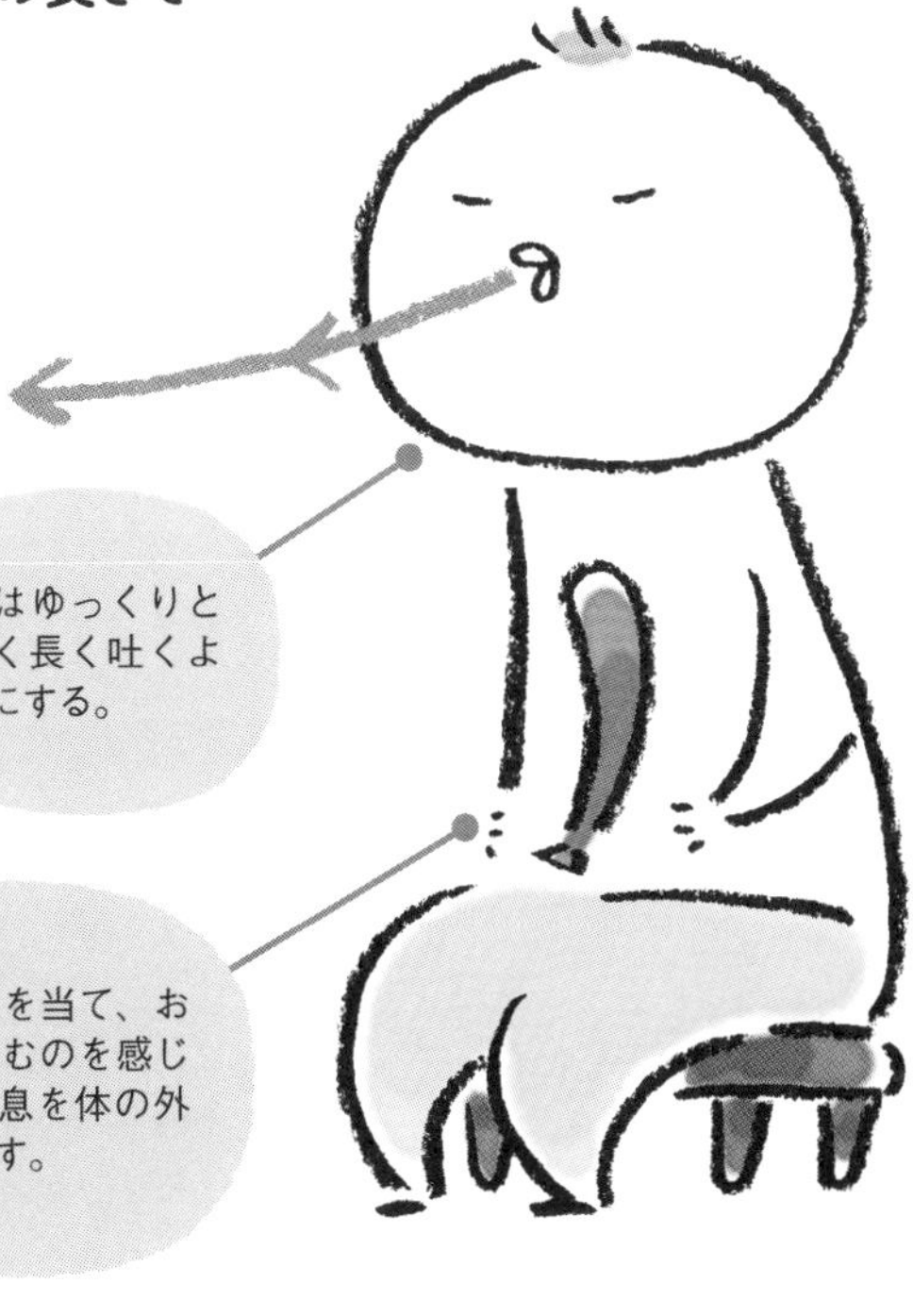
息はゆっくりと細く長く吐くようにする。
お腹に手を当て、お腹がへこむのを感じながら、息を体の外に送り出す。

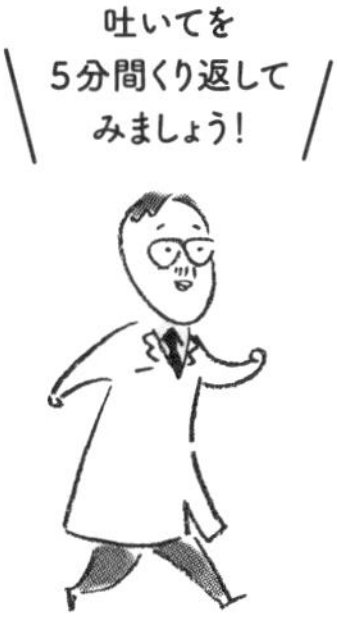
ゆっくり吸って、吐いてを5分間くり返してみましょう！

医師との関係

定期的な受診を怠らない。伝えたかったことを漏らさずに

医師は治療に伴走するコーチのようなものです。自分に適したコーチングをしてもらうためにも、医師との信頼関係をしっかり築く必要があります。

主治医を安易に変えるより、じっくり伴走

再燃や再発を防ぐには定期的な受診が大事です。治療が終わった後も主治医の指示に従いきちんと受診しましょう。医師がどんなに一生懸命になっても、患者さんが治療に訪れなければ、病気を治すこともぶり返しを防ぐこともできません。

もちろん医師と患者さんの相性は大切です。「話してもわかってもらえない」「話をしたくない」「話を聞いてもらえない」と感じるなら、ほかの医師を探してもかまいません。選択権は患者さんの側にあります。けれども、すぐに治らないからといって安易に医師を変えるドクター

上手な受診のコツ

コツ❶

指示通りに欠かさず受診する

主治医の指示通りのタームで受診する。自己判断で治療を中断しない。

コツ❷

伝えたいことをメモしておく

主治医に相談したいことは忘れないようメモに記録し、受診時に話す（メモを渡してもよい）。

コツ❸

医師・公認心理師の話をメモしておく

受診時に主治医や公認心理師から伝えられた指示やアドバイスはメモをとり、帰宅後に見返すとよい。

ショッピングにおちいることは避けてください。うつ病の治療は、単純なものではありません。要因を分析し、適した治療を提案するには、時間をかけて医師と患者さんが向き合うことが不可欠です。

関係が築かれれば話せることも増えていく

医師に面と向かって話しづらいときは、伝えたいことをメモに書いて持参しましょう。診察室でメモを読んだり、医師に手渡したりすることをおすすめします。医師の話をノートにメモし、後からそれについて質問する人もいます。コミュニケーションをとるにはよい方法だと思います。なかには話しづらいことを抱えている患者さんもいます。半年ぐらい経ってから「じつは」と打ち明けられて、「ああ、そうだったのか」とわかり、新たな治療の方向性を見出すこともあります。

誰にでも話したくないことはあります。たとえ精神科の診察でも言いたくないことはあるでしょう。信頼関係を築いたうえでないと事情を打ち明ける気分にならないことは理解できます。

ただし医師は「大事なことは話してくれているはず」と考えて患者さんと接しています。「こんな話をしたらどう思われるかな」などと思わず、自分自身のことを医師に伝えてほしいと思います。

ドクターショッピングをする前に……

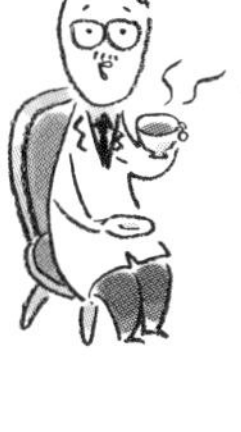

うつ病の治療は長期にわたります。
再発のときも、過去のデータが治療に有益です。
クリニックを変えたい場合、
新しいクリニックの医師とデータが共有できるように、
できれば主治医に相談してほしいと思います。

支援の求め方

自分だけでがんばらない。信頼できる人と話をする

うつ病はいったん回復しても、いつぶり返すかわかりません。職場への復帰後も再燃・再発に備えておくと安心です。

「困っている」と話せる相手を見つけておく

職場が原因でうつ病を発症する場合、最大の要因は人間関係のストレスです。ハードな労働も原因になりますが、みんなが和気あいあいと協力し合う職場だと短期間であれば問題にはならないものです。

もっともうつ病が起こりやすいのは、人間関係がギスギスしている職場です。職場でパワハラ、セクハラ、いじめがあるのはもちろん、他人を攻撃する人がいたり、気軽に話せる人が皆無だったりすると、精神的な疲労は増していきます。

復職時に援助してくれた人との関係を、きちんと保っておくことが大事です。

困ったときに助けてくれるのは誰？

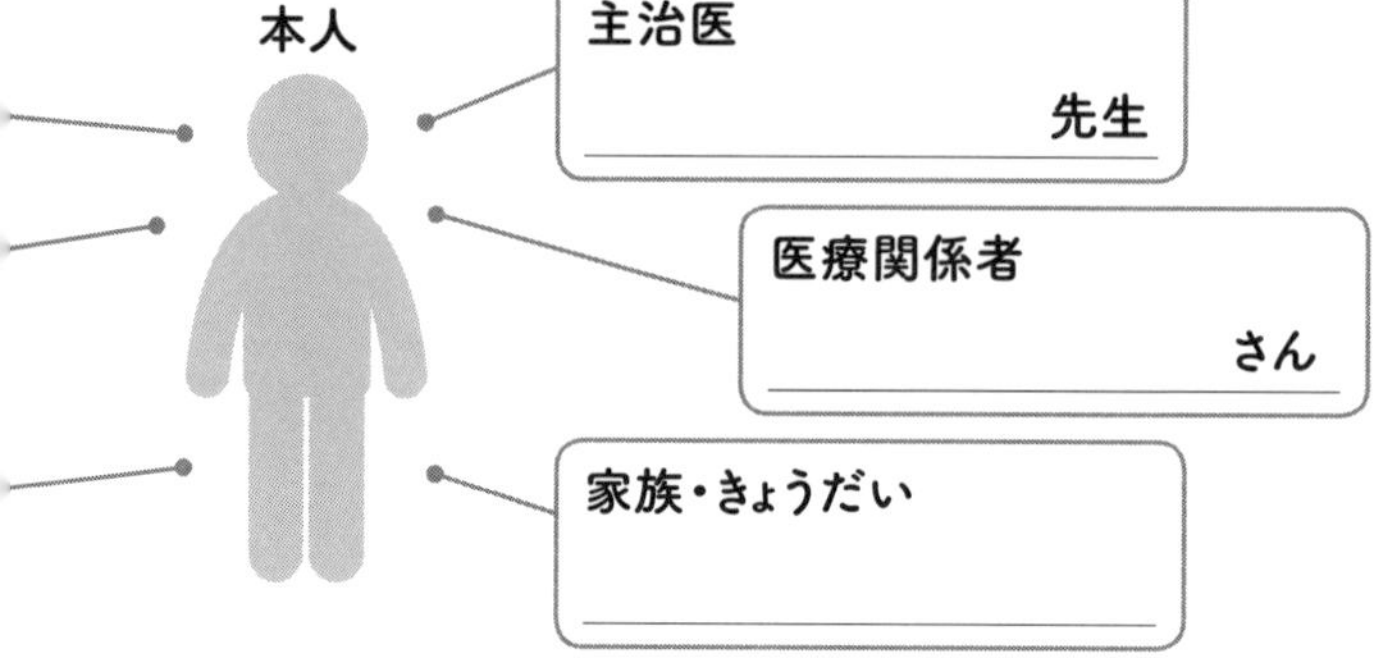
本人
主治医
先生
医療関係者
さん
家族・きょうだい

誰になら悩みを打ち明けられるかを考えて、頼れる人を思い浮かべてみよう。

また、家庭の人間関係が原因の場合は、非常に対応が困難です。家族が病気を理解して本人との関係や対応を見直し、環境がよくなる家庭もありますが、関係がわるい家族もあります。うつ病がきっかけで関係が悪化するケースもゼロではなく、治療にも影響します。

もちろん多くの家族は協力的です。患者さんにつき添い「家族はなにをしたらいいですか」と主治医に尋ねるようなら治療もスムーズです。

いつでも社会資源を活用することができる

うつ病を発症するまで「人に頼らず生きるのがよいこと」と信じていた人も珍しくありません。病気が人生の転機になることがあります。ひとりでがんばりたくても、病気になれば周囲の手を借りるしかありません。闘病を通じ「必要なときには誰かが助けてくれる」と実感すると、肩の力が抜け、気持ちに余裕が生まれます。回復してくれば「つまずきから学ぶこともある」と思えるようにもなるものです。

元気なときには地域の福祉課とは無縁だったかもしれませんが、困ったときに相談すれば幅広い悩みに対応してもらえます（P80）。

もちろん家族やパートナー、信頼できる友人を頼るのがいちばんです。身近な人の共感と客観的な意見が次の行動へと背中を押してくれます。

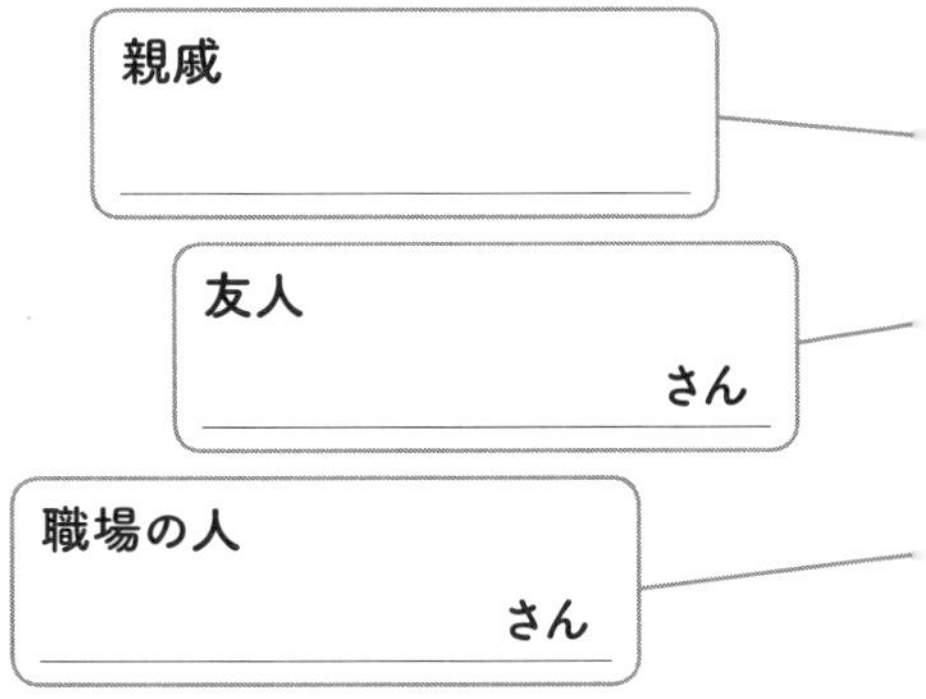

メンタルヘルスに関する社会資源を有効に活用しよう

うつ病になる人は、人に助けを求めることに慣れていません。困ったときはためらわず社会資源を使いましょう。下記のサイトや窓口では、心の病気やメンタルヘルスに関する相談を幅広く受けつけています。

また、最初の窓口で思ったような支援が受けられなくても、けっして諦めないでください。同じ窓口に何度か通ったり、別の窓口を訪ねたりして数人に話をするうちに自分を助けてくれる人に必ず出会えます。

こころの耳　働く人のメンタルヘルス・ポータルサイト

厚生労働省が主宰する、働く人やその家族、職場の人にメンタルヘルスケアに関するさまざまな情報や相談窓口を提供しているメンタルヘルス・ポータルサイト。

URL　https://kokoro.mhlw.go.jp/

相談窓口案内

「こころの耳」のサイト内にある相談窓口の案内。スマホ時代に対応し、SNS やメールでの相談も可能。右記の悩みのテーマ別に相談先一覧がまとまっている。

URL　https://kokoro.mhlw.go.jp/agency/#anc1

《悩みテーマ別相談先》

- 仕事に関する相談
- キャリアに関する相談
- 職場のパワハラ・セクハラに関する相談
- 生活に関する相談
- こころの健康に関する相談
- DV、性暴力などに関する相談
- 自殺を考えるほどつらい方
- ご家族を自死で亡くされた方
- 外国語で相談したい方
- こども向け相談窓口
- その他の相談窓口
  （発達障害、セクシャルマイノリティ、不妊）

保健所・精神保健福祉センター・役所

地域の保健所、役所、また精神保健福祉法により都道府県に設置が定められている精神保健福祉センターは、うつ病を始めとする精神疾患のよろず窓口。専門のスタッフが対応してくれる。また地域に根差した情報を提供してもらえる。

URL　https://www.zmhwc.jp/centerlist.html
（全国精神保健福祉センター一覧）

Part4

家族・周囲の人の対応

ニュートラルな態度で本人を受け入れる

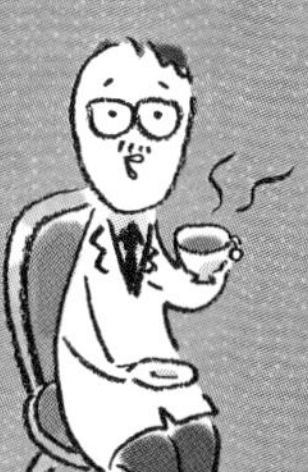

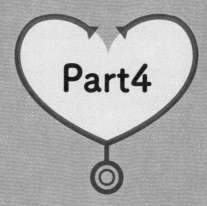

家族や周囲の人の支えがある人ほど、
うつ病の再発・再燃は
おさえやすくなるものです。
ただし、干渉しすぎるのはいけません。
感情に押し流されず、安定的な
ニュートラルな態度で接しましょう。

周囲の人の役割

再燃・再発を防ぐために、家族や周囲の協力が不可欠

うつ病は、回復した後も管理が難しい病気です。家族や周囲の人は本人の状態を見守り、再燃・再発予防に協力してあげてください。

家族や周囲の人は環境改善を

高血圧や糖尿病のような病気は日常生活を管理することで、自分でもコントロール可能です。薬を服用しながら食生活に注意し、定期的に数値を測れば客観的に現在の状態をチェックすることもできます。

一方うつ病は、自分がいまどういう状態なのか、数値で知ることができません。しかもうつ病を引き起こす要因は過労や人間関係、気質などさまざまで、それをひも解くのには他人の手を借りなければ困難です。家族や周囲の人が、本人を見守ることでモニタリングできれば、再発の徴候にも気づきやすくなります。

できるだけ家庭や職場の環境、人間関係を調整するなど、サポートを

行いましょう。本人とともに診察や疾病教育を受けるなどして、病気を正しく理解してください。うつ病治療の理想は、本人と家族、周囲の人がみんなで治療に参加することです。家族や周囲が自分の病気を理解してくれているという安心感が、治療の大きな支えになります。

安全な居場所として機能できるようにしてあげる

家族は病気を理解して治療をサポートするとともに、安心してくつろげる場所を整えましょう。うつ病を再燃・再発させやすい人は、ストレスを受けやすく、疲労を感じがちです。帰宅してホッとする時間は欠かせません。家庭が安全地帯として機能しているだけで、再燃・再発しにくくなります。休職中はもちろん、復職後も家で安心して過ごせるようにしてあげてください。

とはいえ、あまり本人に気をつかいすぎるのは逆効果です。腫れものに触るような雰囲気では、かえって本人も気が滅入ってしまいます。家族も疲弊してしまうでしょう。まず家族が健康で、安定した気分を保てるようにしましょう。家族自身が上手に気分転換してください。困ったことがあれば家族だけで解決しようとせず、医療機関や福祉の窓口に相談してください。本人も家族も、社会から孤立しないことが大事です。

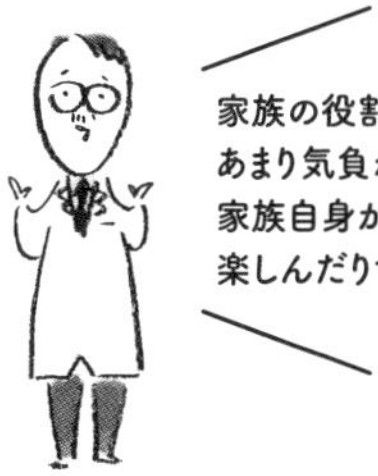

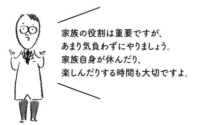

家族の役割は重要ですが、
あまり気負わずにやりましょう。
家族自身が休んだり、
楽しんだりする時間も大切ですよ。

治療中の対応①

叱咤激励・評価をしない。医師とこまめに連絡をとる

家族は心配のあまり、あれこれ声をかけてしまいがちですが、声のかけ方によってはうつ病に悪影響を及ぼすこともあるので要注意です。

「家にいるなら家事ぐらい手伝って」は禁句

うつ病の治療中、とくに急性期には家族の理解が欠かせません。この時期はとにかく休むことが治療になります。リハビリなどの活動は、症状がおさまってきてからになります。本人だけでなく家族も焦りは禁物です。この初期のプロセスは非常に重要なので、家族も主治医の説明を聞き、うつ病について理解しておかなければなりません。

注意が必要なのが、家庭での声かけです。「家にいるなら家事ぐらい手伝って」などと活動を促すような声かけは避けてください。

本人の焦りと不安を増大させるだけで、寛解が遠のいてしまいます。「できない自分」への自責感が強まり、症状が悪化してしまいます。

こんな声かけはNG!

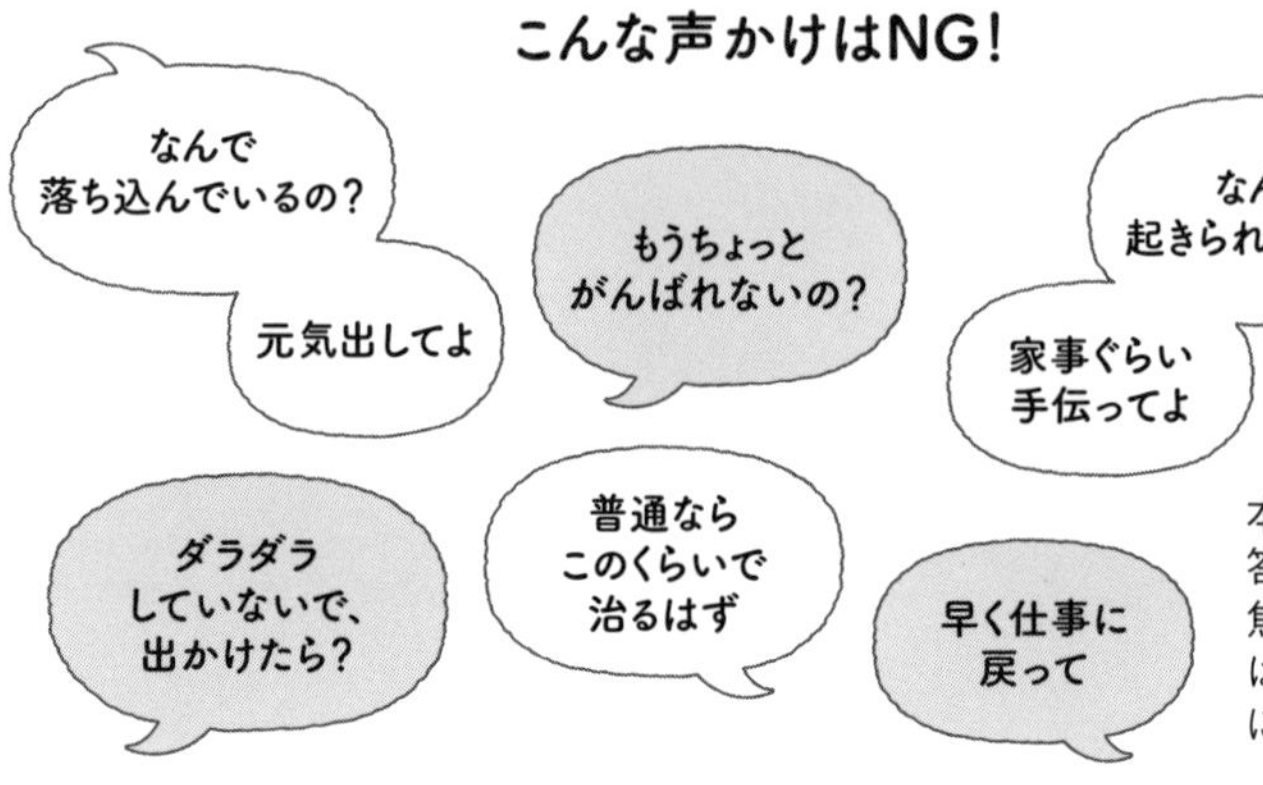
なんで落ち込んでいるの？
元気出してよ
もうちょっとがんばれないの？
なんで起きられないの？
家事ぐらい手伝ってよ
ダラダラしていないで、出かけたら？
普通ならこのくらいで治るはず
早く仕事に戻って

本人を追い詰める、答えを詰まらせる、焦らせるようなことは極力言わないようにする。

一般に、家族はうつ病を過小評価しがちです。たとえば夫が稼ぎ頭でうつ病になった場合、家族が不安になるのも当然ですが、その不安やイライラを本人にぶつけると、治療を長引かせる結果になります。

症状が緩和してきたら、規則正しい生活をとり戻す

急性期を過ぎて回復してきたら、規則正しい生活をとり戻さなくてはなりません。この段階では、生活リズムを整えるための声かけをしてください。たとえば、昼過ぎまで寝ているようなことがあれば、9時くらいまでに起こしてあげるなどの働きかけは必要です。

また、落ち込んでいるように見えるときの声のかけ方にも工夫がいります。「なんで落ち込んでるの？」と聞けば、本人は責められているように感じてしまいます。寄り添うように「具合がわるそうだね。なにかあったの？」と、尋ねてください。

つらかったできごとを聞いたときも「そんなことで落ち込むの？」と叱咤激励したり、「考えすぎだ」などと否定したりするのはやめましょう。「つらかったね」と本人の思いを受け止めることから会話を始めます。

何日か抑うつ状態が続くようなときは、主治医と連絡をとります。「死にたい」と漏らしたときにも、直ちに医師に知らせてください（P92）。

気まずいことがあるかもしれませんが、お互い気にしすぎないことが大切。
調子を崩しているときには、家族との団らんにすら入れないことも。

治療中の対応❷

会社との連絡が有効なことも。家族が本人に確認しておく

休職中に会社側から連絡が入ることもあります。家族はどのように対応すればよいのでしょうか。

信頼関係が構築されているなら安心材料に変わる

最近はうつ病についての理解が進んだこともあり、上司や人事担当者が話を聞きに来院することも多くなりました。もちろん個人情報に関わる問題なので、本人の許可を得たうえで面会します。

担当者の多くは、本人とのコンタクトのとり方について質問します。「休職中に電話をかけて体調を聞いてもよいでしょうか、それともなにもせず、そっとしておいたほうがよいのでしょうか」などと質問を受けることがあります。

一般に休職中の本人への対応に気を配るような会社は、労使間で信頼関係が構築されています。このため、本人が同意し、同席のうえで、会

会社から連絡がきたときには……

上司からの連絡の場合

例 家族から「いまは直接やりとりできない」ことを伝える。

同僚からの連絡の場合

例 家族が代理で内容を聞く。

治療期間中、職場からの連絡にどう対応するかを、本人の症状が落ち着いているときに決めておくとよい。特定の相手に苦手意識があったり、抑うつ状態が引き起こされたりするなら、直接のやりとりは避ける。

社が主治医とコンタクトをとることは治療の安心材料になるとも考えられます。

本人と家族とのあいだで会社への対応を決めておく

会社から自宅に連絡があったときの対応は、本人と家族とのあいだであらかじめ決めておきましょう。

本人が会社とコンタクトをとりたくない場合には、家族が仲介することになります。会社側には「主治医から会社との連絡はしばらく避けるように言われている」などと説明しておくとよいでしょう。

「会社の誰にも会いたくない」などと言われると、家族は心配になるかもしれませんが、無理に連絡をとらせてはいけません。回復後には気持ちに余裕が生まれ、自然に職場復帰を果たせるはずです。

実際に職場復帰を考えるくらい回復してきたら、主治医を交えて患者さん本人が、勤務時間の配慮や職場環境の調整について、管理監督者や人事部の担当者と復職のプランを立てることになります。このときも、焦らず段階を踏むことが大事です。復帰後すぐにフルタイム&以前と同じ働き方をすると再発リスクが高くなります。時短勤務、業務軽減などを行い、時間をかけて通常勤務に戻していきます。

絶対にとり次いでほしくない人は？

例 田中さん（男性・上司）、高橋さん（女性・同僚）

人事部からの連絡の場合

例 回復するまでは、家族が代理で対応する。

本人の気分に巻き込まれず、気にかけていることを示す

家族が同居してサポートすることは、一般的に治療によい効果をもたらします。けれども家族の接し方によっては、かえって症状を悪化させたり再発を招いたりすることがあります。

家族の批判的な感情が再発につながることがある

もっともわるいのは、「いつまでゴロゴロしているの」などと批判や苦言を呈するパターンです。逆に、心配するあまり声をかけすぎたり世話を焼きすぎたりするのも悪影響を及ぼします。

周囲の人が患者さんに対し感情を示すことを「感情表出」といいます。関わりすぎるケースを「高感情表出」、感情の表出が控えめなケースを「低感情表出」と呼びます。表出される感情がポジティブ／ネガティブに関わらず、家族が高感情表出だと再発率が高いとされています。

病気への理解が不足していたり、「早くよくなってほしい」という焦

ニュートラルな態度を保つためには？

1 本人が治療を続けている

本人の症状が強く出ていたり、慢性化していたりすると、家族はストレスを感じることになる。必要なら医療機関にかかり、症状を安定させることが重要。

2 家族が疾病教育を受けている

うつ病の知識が不足していると、不適切な対応をして、本人の症状を悪化させてしまうことがある。接し方を誤らないように疾病教育を受けることは欠かせない。

りや、将来に不安があったりすると、家族はつい感情を表出させてしまいます。感情表出を防ぐには、家族も病気や治療についての理解を深めることが大切です。また、心配や不安があれば、主治医や福祉の専門家に相談して精神的に安定するよう努めてください。

認知のゆがみが出てきたら指摘してあげる

うつ病は気分障害のひとつです。本人の気分に巻き込まれ、過度に干渉したり心配したりすると、家族も神経をすり減らしてしまいます。基本的にニュートラルな立場を保つようにしましょう。

ニュートラルというのは「困ったことがあれば、いつでも相談に乗るよ」というスタンスです。無視したり、本人をコントロールしようとしたりするのではなく、ある程度、心の距離を保ちながら見守ってください。そのうえで、再燃・再発のサインに気づいたら本人に指摘します。

たとえば、家庭での何気ないおしゃべりは大切なものです。世間話をしていると、はしばしにネガティブ思考や反芻思考のサインを感じることもあるでしょう。そんなときは「あれ、またネガティブな思考になってるんじゃない？」などと指摘してあげましょう。調子がわるそうに見えたら、早めに受診を促してください。

3

家族自身が余裕をもつ

ほかの家族や友人、主治医らと協力体制を設け、本人へのサポートが家族だけの負担にならないようにする。

家族の不安対策

家族自身が不安なときほど、みんなで治療に臨むのが大切

家族は患者さんと適度な距離を保ち、ニュートラルでいることが大切だとお話ししました。けれども、患者さんに一度でも自殺未遂の経験がある場合には、そう簡単にはいきません。

過去に本人が自殺を試みたことがあるときは……

うつ病は最悪の場合、自死に至る病です。たとえ未遂に終わったとしても、患者さんが自殺をはかったという経験は、家族の心に深い傷を残します。回復してどんなに元気になっても家族は安心できません。このため、つい声をかけすぎて高感情表出におちいりがちです。

このようなケースでは患者さんとの距離をニュートラルに保つのは難しいかもしれません。過剰な声かけをしないように努めるためにも、家族が自分自身の気持ちを安定させ、上手にコントロールする術を身につけることが大切です。家族自身がリラックスするための時間を設け、気

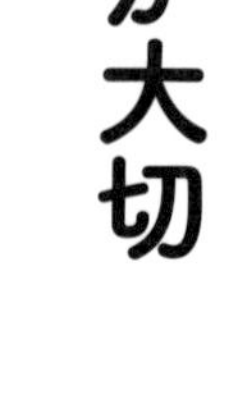
治療に参加することで、
ご家族自身の不安も
軽減されていくものです。
みんなで治していきましょう。

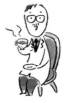

分転換をし、ストレスを解消してください。

本人の同意を得たうえで診察に同行する

自殺未遂がある患者さんの場合には、再発予防の治療期間をとくに長くとります。治療が終わり職場に復帰した後も、1年程度受診を続けてもらうこともあります。

本人と家族、主治医とが連絡をとり合いながら、全員で治療に参加する姿勢が不可欠です。

家族の側になにか不安があったり、悩みごとがあるなら、本人の同意を得て受診につき添ったり、主治医に相談したりしましょう。

主治医に面会して本人の状況を確認し、いま受けている治療についての内容や、この先の見通しなどを聞くことができるだけでも安心して過ごせるようになります。

医師にとっても、家族との面会は貴重です。医師と患者さんとが診察室で面会する時間は短時間です。

生活の大半は、診察室以外の時間です。医師が家族と月に1回でも面会して、本人の普段の状況を聞くことができれば、治療方針も立てやすくなります。

自殺への注意

「つらそうだね」と声をかけ、主治医に必ず状況を伝える

うつ病の患者さんが自殺をはかるのは、重症者に限りません。軽症の人でも自殺を選択することがあります。

自殺全体の20％がうつ病によるもの

日本で自殺をはかる人のおよそ20％はうつ病が原因とされています。「死にたい」「消えちゃいたい」とつぶやいたり、ネットで自殺の方法を検索していたりしたら注意してください。

軽くあしらい話題を変えたり、「そんなこと言ってないで外で気晴らししてきたら」などと気をそらせたりしようとすると、本人の孤立感はますます高まります。

自殺願望をほのめかしたときは、本人の「つらい」という気持ちをしっかり受け止め、「そのくらいつらいんだね」と寄り添う姿勢が大切です。

前述のようなアクションが見られたら、「死にたい気持ちがあるの？」

と、はっきり尋ねてもいいでしょう。本人に向き合い、「私はあなたに生きていてほしい」という思いを真剣に伝えることが大切です。

自殺の具体的な方法を口にし始めたら危険信号です。「飛び降りたい」などとつぶやいたら、受診させる必要があります。

また、「ここにロープを吊ろうかな」「あのマンションの屋上がいいかな」「春になったら」など特定の場所や実行する時期を口にしているときは、かなり危ない状況です。場合によっては入院が必要です。主治医と相談してください。

自殺につながるものは目につくところに置かない

本当に決意が固いときは、なにも言わずに自殺を選択する場合があります。何日間もふさぎ込んでいるとき、自責の念が強く見られるときは非常に危険です。ひとりにさせないようにしてください。

また、回復期になると周囲はホッとするものですが、この時期には行動するエネルギーが出て死のうとする人もいます。

家では自殺につながるようなもの（刃物、薬、ロープなど）を手の届くところには置かないように気をつけます。早急に受診するようにしてください。

こんなサインに注意！

- □酒量が増えた。
- □眠れていない、食べていないようだ。
- □生活のリズムが乱れてきた。
- □誰にも言わずに出かけて帰らないことがある。
- □怒りっぽくなった。
- □情緒不安定になっている。
- □「死にたい」「消えたい」と言うことがある。
- □ベランダに出て下を覗いていることがある。
- □自殺の方法を検索している様子がある。
- □尋ねてみると、自殺の具体的な日時や場所を答える。

子どもへの対応

年齢に合わせた伝え方を。介護力としてあてにしない

親が寝込んでいると、子どもは不安になります。生育期の子どもの心に影を落とさないように周囲の大人は配慮する必要があります。

子どもにはわかりやすい言葉で、年齢なりの理解を促す

たとえば父親がうつ病になって家で休養していると、子どもは「どうしてお父さんは仕事に行かないんだろう」と、漠然とした不安を抱きます。なかにはその気持ちが言葉にできず、心の奥深くしまいこんでひとり悩む子もいます。そうした不安感は子どもの心に影を落とします。

大人は「子どもだからわからない」と考えず、年齢に応じてわかりやすく説明してあげましょう。

うつ病が理解できなければ「お父さんはいま体調を崩しているからお休みしてるけど、元気になるから心配しなくて大丈夫よ」と、必ず治ることを教えてあげてください。

患者さんのうつ病体験談

まさか自分がうつ病になるとは思っていなかった。苦しくて不安で落ち着かなくて、はいあがろうとしても抜け出せない蟻地獄におちたようだった。

それでも休みたくなかった。

抵抗感はあったけれど、思い切って受診し、治療を受けてみた。

休む決断をして、治療に専念したら徐々にラクになった。時間はかかったけれど、元のように元気で前向きな自分をとり戻すことができた。再発に気をつけて生活していこうと思うけれども、うつ病の経験はわるいことばかりではなかった。

家族の絆が強まった。親身になって相談に乗ってくれた友人や上司がいた。これからは自分も、相手の気持ちをもっと大切にしていける。

ヤングケアラー化で子どもがうつ病になる恐れも

親が病気になって、ほかに世話をする家族がいない場合、子どもが家事やケアを担うこともあります。このように家族のケアを担う子どもはヤングケアラーと呼ばれます。

たとえば母親がうつ病になると、子どもは「自分がなんとかしなくちゃ」と思い、母親のケアや家事をするようになります。周りの大人から「偉いね」とほめられるうちにますます「自分がやらなくちゃ」と思い込み、子どもらしい自分の時間が過ごせなくなります。

精神疾患への偏見を恐れて友だちや先生にも打ち明けられず、学校に通えなくなったり自分の希望する進路を諦めざるを得なくなったりする子どももいます。こうしたヤングケアラーは孤立して、自らもうつ病などの精神疾患を発症する場合があります。

ヤングケアラーの子は増え続けているといわれています。子どもが家族のケアのために自分の人生を犠牲にしたり病気になったりすることがないように、教師や周囲の大人が手を差し伸べ、福祉の窓口などの社会資源につなげていくことが大切です。

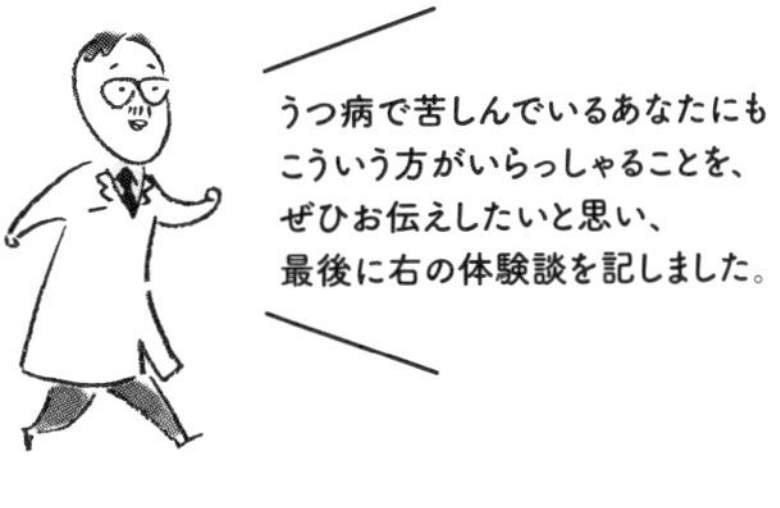
うつ病で苦しんでいるあなたにも
こういう方がいらっしゃることを、
ぜひお伝えしたいと思い、
最後に右の体験談を記しました。

神庭重信（かんば・しげのぶ）

精神科医・九州大学名誉教授・一般社団法人日本うつ病センター理事長・飯田病院顧問・精神科臨床研修センター長

1954年福岡県生まれ。1980年慶應義塾大学医学部卒業。同精神神経科学教室にて研修の後、米国メイヨー・クリニックにて精神科レジデント修了。同アシスタント・プロフェッサーを経て帰国。1993年慶應義塾大学医学部講師、1996年山梨医科大学（現山梨大学）精神神経医学講座教授、2003年九州大学大学院医学研究院精神病態医学分野教授を経て、2019年より現職。長年にわたり気分障害の研究、多くの精神科医の育成に尽力。『気分障害の診療学』（中山書店）『うつ病の論理と臨床』（弘文堂）などの学術書から『こころと体の対話　精神免疫学の世界』（文春新書）『思索と想い　精神医学の小径で』（慶應義塾大学出版会）『思量と願い　精神医学の風景』（九州大学出版会）などの論考・エッセイまで幅広い著作がある。

●一般社団法人 日本うつ病センター　https://www.jcptd.jp/index.php
●社会医療法人 栗山会 飯田病院　http://www.iida.or.jp/

［参考資料］

『気分障害の臨床を語る　変わること、変わらないこと』神庭重信、坂元 薫、樋口輝彦著（創元社）

「別冊NHKきょうの健康　家族のためのうつ病: 知っておきたい 声のかけ方、支え方」
神庭重信監修（NHK出版）

「働く人のメンタルヘルス・ポータルサイト　こころの耳」URL https://kokoro.mhlw.go.jp/

心のお医者さんに聞いてみよう
「うつ病《びょう》」の再発《さいはつ》を防ぐ本《ほん》
家族と本人が知っておくべき予防法

2023年6月30日　初版発行

監修者・・・・・・・・神庭重信《かんばしげのぶ》
発行者・・・・・・・・塚田太郎
発行所・・・・・・・・株式会社大和出版
　東京都文京区音羽1−26−11　〒112−0013
　電話　営業部03-5978-8121 ／編集部03-5978-8131
　http://www.daiwashuppan.com
印刷所・・・・信毎書籍印刷株式会社
製本所・・・・株式会社積信堂

ISBN978-4-8047-6415-3